DMSO für Einsteiger:

Das Wundermittel der Natur, das Schmerzen lindert, Entzündungen heilt und das Immunsystem stärkt.

Dr. Sonja Brecht

Inhaltsverzeichnis

1. Was ist DMSO 5
2. Kontroverse & Historie 21
3. Für wen ist DMSO nützlich? 29
4. Wie man DMSO anwendet 50
5. Lagerung und Umgang 57
6. Darreichungsform für DMSO 63
7. Nebenwirkungen 69
8. Krankheitsbilder und Therapieformen 73
9. Kombinationsmöglichkeiten 83
10. Tiermedizin 105
11. Schlusswort 115
12. Glossar 116

1. Was ist DMSO

DMSO ist entgegen dem chemisch anmutenden Namen, ein natürlicher Stoff, der aus Baumholzen gewonnen wird.

Ein Nebenprodukt von Kraftzellstoffaufschluss (das "Sulfatverfahren"), das Holz in Zellstoff umwandelt, der aus nahezu reinen Zellulosefasern besteht. So industriell es klingen mag, das Verfahren beinhaltet lediglich die Behandlung von Sägespänen mit einer Mischung aus Natriumhydroxid und Natriumsulfid, bekannt als Weißlauge, die Bindungen aufbricht, wie die Verbindung aus Lignin (vom lateinischen Wort Lignum, also Holz) mit der Zellulose.

Auf diese Weise entsteht DMSO.

Es handelt sich dabei um eine Schwefelverbindung. Man könnte somit auch sagen, DMSO ist ein Schwefel.

Das wäre jedoch zu simpel, denn DMSO hat weitaus mehr Eigenschaften, die ihm ermöglichen, gänzlich neue Behandlungswege aufzuzeigen.

Der vollständige Name dieses bemerkenswerten Mittels lautet Dimethylsulfoxid.

Das teilweise besser bekannte MSM kann man sozusagen als die trockene Form von DMSO betrachten.

DMSO ist hochwirksam bei verschiedensten Heilprozessen, sei es in Gewebe, Knochen oder Nerven.

Zum einen wirkt DMSO als Verstärker für andere Mittel, zum anderen wirkt es dort, wo sonst keine Medizin hinkommt. Als Lösungsmittel für Fett und Wasser macht es Zellwände durchlässig für bestimmte Stoffe, welche sonst keinen Zutritt finden.

Zunächst einmal ist es wichtig zu verstehen, wie DMSO als Lösungsmittel im menschlichen Körper wirkt.

Wieso DMSO als Lösungsmittel heilend wirkt

Die bemerkenswerte Vielfältigkeit von DMSO als therapeutisches Mittel rührt von seiner molekularen Struktur her, die es ihm erlaubt, mit Wasser auf ungewöhnliche Weise zu interagieren. „DMSO ist buchstäblich der Doppelgänger von Wasser", sagte Jacob in einem Vortrag, im Jahr 1980. Da DMSO und Wassermoleküle sich ähnlich sind in Form, Größe und Polarität sind, teilen sie drei wichtige Eigenschaften.

DMSO und Wasser verschmelzen sehr gut in jeglicher Konzentration

„Die DMSO-Wasserbindung ist 1,3 Mal stärker, als die Wasser-Wasserbindung", sagte Jacob, in selbiger Vorlesung.

Wasser hat zwei und DMSO hat sechs Wasserstoffatome. Diese wirken wie Magnete und lösen komplexe organische Moleküle und binden diese an sich, ohne eine feste Bindung mit ihnen einzugehen, oder ihre Struktur zu ändern.

Im Körper kann DMSO somit durch Zellmembranen so leicht wie Wasser passieren, ohne dass Gewebe beschädigt wird. Außerdem kann es Wassermoleküle in vielen Körperflüssigkeiten ersetzen. Weil DMSO so leicht andere Moleküle löst, kann es diese auch durch die Zellmembranen mit sich tragen.

„DMSO ändert die Permeabilität der Zellmembran", so Jacob. Soll heißen, die Durchlässigkeit wird geändert. „Es bewegt sich durch Membranen und ersetzt Wasser, sodass es Substanzen durch Zellen zieht, die sich normalerweise nicht durch sie bewegen würden. Das ist sein Grundmechanismus."

Ein Hinweis auf diese Wirkweise liegt in dem besonderen Geschmack, den DMSO im Mund verursacht, nachdem es auf der Haut aufgetragen wurde: „Oberflächlich oder intravenös angewendet, geht DMSO schnell in das Blut ein und wird durch die Lunge ausgeschieden, dem Atem einen Knoblauch- oder gebrannte Mandeln Geruch gebend," sagt McCarroll. „Menschen müssen sich dessen bewusst sein, falls sie es verwenden, sodass sie nicht überrascht sind."

DMSO macht Zellwände durchlässig

Die besondere Eigenschaft, die Dr. Jacob bei seiner Entdeckung faszinierte, war die Fähigkeit des DMSO, Membranen zu durchdringen. Eine Fähigkeit, die noch von vielen Wissenschaftlern bestätigt werden sollte.

Hier gilt es hervorzuheben, dass diese besondere Fähigkeit mit der jeweiligen Stärke der Lösung einhergeht. DMSO hat üblicherweise seinen effektivsten Wirkungsgrad in einer 70- bis 90-prozentigen Lösung, bei Anwendungen auf der Haut. Es mutet unlogisch an, jedoch ist bewiesen, dass DMSO in einer Anreicherung über 90 % nicht einfacher, sondern umgekehrt, schwieriger Membranen durchdringen kann.

Weniger ist mehr

In manchen Fällen macht es sogar Sinn, bewusst niedriger angereicherte Konzentrationen zu wählen. So wird 15-prozentige DMSO-Lösung die Blase einfacher durchdringen.

Wirkungsverstärkung als Transportmedium

Zusätzlich kann DMSO als Transportmedium über Zellwände hinweg agieren.

Wobei manche Mittel erfolgreicher transportiert werden, so wie zum Beispiel Morphinsulfate, Penicillin, Steroide, Kortison, wohingegen andere, wie Insulin nicht so erfolgreich transportiert werden.

Generell kann gesagt werden, dass es davon abhängt, was transportiert werden kann, wie sich das molekulare Gewicht, die Form und Elektrochemie darstellt.

Entzündungshemmende Wirkung

Die vorgenannten Eigenschaften haben DMSO in der Tiermedizin einen festen Platz eingeräumt. So wird bei Pferden DMSO als topisches Gel aufgetragen, in flüssiger Form intravenös, oder durch eine Magensonde verabreicht.

Es wird als nichtsteroidales Antirheumatikum (NSAID) eingestuft, da es antioxidative Eigenschaften hat, die den entzündlichen Prozess unterbrechen kann.

DMSO bindet leicht Hydroxid (OH) und andere „freie Radikale", die nichts anderes als Sauerstoffverbindungen sind und gesunde Zellen schädigen oder zerstören.

Freie Radikale sind oft ein Nebenprodukt der Entzündung, und während sie sich vermehrt ansammeln, können sie mehr Schwellung und Entzündung stimulieren, die noch mehr freie Radikale produziert.

Studien haben gezeigt, dass DMSO ein leistungsfähiger Radikalfänger ist, der die zerstörerische Kaskade von Entzündungsschäden am gesunden Gewebe verlangsamen oder stoppen kann.

DMSO Gel wird manchmal topisch zur Reduzierung von Schwellungen und Entzündungen, die mit verspannten Muskeln und Verletzungen der weichen Gewebe einhergehen, angewandt.

Die chemische Wirkung ist hygroskopisch, was letztlich bedeutet, dass es Wassermoleküle anzieht und bindet. Es zieht also überschüssige Flüssigkeit aus dem Gewebe.

So bietet es sich für geschwollene Beine an, indem es zuverlässig Ödeme reduziert. Flüssige DMSO-Injektionen können auch verwendet werden, um Sehnen und andere Verletzungen von dichtem Gewebe zu behandeln, die schwer mit anderen Medikamenten zu erreichen sind.

Warum Schwefel so wichtig ist

Dimethylsulfoxid (DMSO) ist eine natürliche organische Substanz, die aus Holz stammt.

Es ist ein starker Schwefel, Schwefelextrakt aus Baumfasern mit vielen bemerkenswerten Eigenschaften für die medizinische Verwendung.

Schwefel ist ein Mineral, welches in dem Boden rund um Vulkankrater und heißen Quellen gefunden wird und in der Natur in einigen Pflanzen, einschließlich Getreide, Obst und Gemüse vorkommt. Proteinhaltige Lebensmittel enthalten auch Schwefel, sodass Vegetarier tendenziell einem Risiko zur Entwicklung eines Schwefelmangels ausgesetzt sind.

Schwefel ist ein wichtiger Mineralstoff, der Muskeln, Haare und Hautzellen unterstützt.

Warum braucht der Körper Schwefel?

DMSO ist entgegen dem chemisch anmutenden Namen, ein natürlicher Stoff, der aus Baumholzen gewonnen wird. Es handelt sich dabei um eine Schwefelverbindung. Man könnte somit auch sagen, DMSO ist Schwefel. Das wäre jedoch zu simpel, denn DMSO hat weitaus mehr Eigenschaften, die ihm ermöglichen, gänzlich neue Behandlungswege aufzuzeigen.

Der vollständige Name dieses bemerkenswerten Mittels lautet Dimethylsulfoxid.

Das teilweise besser bekannte MSM, kann man sozusagen als die trockene Form von DMSO betrachten. DMSO wird im Körper in MSM umgewandelt und umgekehrt. DMSO ist

Dimethylsulfoxid und MSM ist DMSO minus O (DMS). Das MSM nimmt

Sauerstoff im Körper auf, wo es genug davon gibt (wie in der Lunge). Das

MSM wird in DMSO umgewandelt und der Sauerstoff wird dann durch

den Körper zu Orten transportiert, wo ein Sauerstoffmangel vorliegt.

Es ist in der Tat ein sekundäres Sauerstofftransportsystem.

DMSO ist hochwirksam bei verschiedensten Heilprozessen, sei es im Gewebe, Knochen oder Nerven.

Zum einen wirkt DMSO als Verstärker für andere Mittel, zum anderen wirkt es dort, wo sonst keine Medizin hinkommt. Als Lösungsmittel für Fett und Wasser macht es Zellwände durchlässig für bestimmte Stoffe, welche sonst keinen Zutritt finden.

Zunächst einmal ist es wichtig zu verstehen, wie DMSO als Lösungsmittel im menschlichen Körper wirkt.

Wieso DMSO als Lösungsmittel heilend wirkt

DMSO´s bemerkenswerte Vielfältigkeit als therapeutisches Mittel rührt von seiner molekularen Struktur her, die es ihm erlaubt, mit Wasser auf ungewöhnliche Weise zu interagieren. „DMSO ist buchstäblich der Doppelgänger von Wasser", sagte Jacob in einem Vortrag, im Jahr 1980. Da DMSO und Wassermoleküle sich ähnlich sind in Form, Größe und Polarität, teilen sie drei wichtige Eigenschaften:

DMSO und Wasser verschmilzt sehr gut in jeglicher Konzentration

„Die DMSO-Wasserbindung ist 1,3 Mal stärker, als die Wasser-Wasserbindung", sagte Jacob, in selbiger Vorlesung.

Wasser hat zwei und DMSO hat sechs Wasserstoffatome. Diese wirken wie Magnete und lösen komplexe organische Moleküle und binden diese an sich, ohne eine feste Bindung mit ihnen einzugehen oder ihre Struktur zu ändern.

Im Körper kann DMSO somit Zellmembranen so leicht wie Wasser passieren, ohne, dass Gewebe beschädigt wird. Außerdem kann es Wassermoleküle in vielen Körperflüssigkeiten ersetzen.

Der Körper nutzt Schwefel kontinuierlich, um neue gesunde Zellen zu schaffen und um alte zu ersetzen. Ohne Schwefel wird der Körper schwache dysfunktionale Zellen produzieren. Schwefel ist erforderlich, um die Zellmembranpermeabilität aufrechtzuerhalten.

Dies ist wichtig für Entgiftung im Allgemeinen, um sicherzustellen, dass Nährstoffe in Zellen geliefert werden und Giftstoffe, Abfallprodukte, die Zellen verlassen können. Schwefel ist außerdem wichtig für die Bildung und Erhaltung von Bindegewebe, um Entzündungen zu bekämpfen und ein starkes gesundes Immunsystem zu erhalten.

Was passiert, wenn wir nicht genug Schwefel haben?

Schwefelmangel ist häufig, weil es im Rahmen der Lebensmittelverarbeitung oder bereits zuvor, aufgrund nährstoffarmer Böden verloren geht. Langsame Wundheilung, Narbengewebe, brüchige Nägel, sprödes Haar, Magen- / Darmprobleme, Entzündungen, Lungenfunktionsstörungen, Immunstörungen, Arthritis, Akne, Hautausschläge, Depressionen, Gedächtnisverlust sind Symptome, die mit Schwefelmangel verbunden sein können.

Andere Vorteile von DMSO

Antiinflammatorische, entzündungshemmende Wirkung.

Rötung, Schwellung, Überwärmung, Funktionseinschränkung und Schmerz sind die Hauptmerkmale von Entzündungen. DMSO hemmt Entzündungsvorgänge - insbesondere solche, die akut sind, indem es eine verlangsamende Wirkung auf die Immunabwehr ausübt. Dies geschieht, indem Entzündungsmediatoren wie Prostaglandin und Interleukin blockiert werden. Die Einwanderung von Entzündungszellen selbst wird wohl ebenso gestoppt.

Zwar ist der Entzündungsvorgang als solches an und für sich sinnvoll und natürlich, indem zum Beispiel durch Schmerz vor übermäßiger Nutzung gewarnt wird, und außerdem durch Wärme eine bessere Durchblutung und somit schnellere Heilung stattfinden kann.

Eine gänzliche Heilung kann jedoch erst nach Stoppen der Entzündungsprozesse eintreten. Insbesondere, wenn ein Übermaß an Entzündungen oder Überreaktionen, wie im Falle von einer gestörten Auto-Immunabwehr eintitt, wird DMSO als Entzündungshemmer eine Erleichterung herbeiführen und heilend wirken. Das zentrale Nervensystem, Rückenmark oder Traumata können sehr gut mit DMSO erreicht werden.

Vorsicht ist geboten bei Sportkrankheiten, wo durch zu schnelle Schmerzfreiheit, die einhergehende Bewegungsfreiheit oftmals in voller Gänze ausgekostet und somit dem Gewebe nur weiterer Schaden zugefügt wird.

Das heißt für den Heimanwender, eine zurückhaltende, in sich horchende Haltung mit Achtsamkeit und Schonung, auch bei kompletter Schmerzfreiheit, kann weiterem Schaden und mehr Leid vorbeugen.

Im Leistungssport oder auch im Hobbybereich sollte darauf geachtet werden, dass DMSO nicht als Mittel zur Kommerzialisierung des

Körpers von Tier oder Mensch missbraucht werden sollte.

Entgiftung von Schwermetallen

DMSO kann Entgiftung von Schwermetallen unterstützen.

Schwermetalle (Quecksilber, Blei, Aluminium, Kadmium, Arsen, Nickel) sind sehr schwer zu entgiften und oftmals die Ursache vieler Krankheiten.

Schwefel ist ein Mineral und ebenso ein Hauptbestandteil von bestimmten Aminosäuren, die Mineralien oder Schwermetalle binden.

Schwefel bindet toxische Schwermetalle und beseitigt selbige über Urinieren, Stuhlgang und Schwitzen.

Schwefel und insbesondere DMSO ist ein leistungsfähiges Entgiftungsmittel.

Entgiftung aus den Körperzellen

Es beseitigt giftige Chemikalien aus den Körperzellen, vor allem über die Leber.

Der Schwefel aktiviert Leberenzyme und startet so Entgiftungsprozesse.

Er wird als eines der am stärksten entgiftenden, natürlichen Chemikalien angesehen. DMSO ist also nicht toxisch. Die am häufigsten berichteten Nebenwirkungen sind Kopfschmerzen und Brennen, sowie Juckreiz bei Kontakt mit der Haut.

Radikalfänger

In geschädigtem Gewebe kann DMSO als Radikalfänger wirken und somit entsprechend oxidativen Stress vermindern. Dies ist wichtig zur Regeneration, wenn beispielsweise nach einem Schlaganfall oder einer Herzattacke, im Zuge von Durchblutungsstörungen Gewebeschäden aufgetreten sind, die es nun zu reparieren gilt.

Antioxidative Wirkung

DMSO kann dem Organismus sozusagen helfen, zu "entrosten". Es handelt sich bei DMSO nicht um eine oder mehrere Eigenschaften, die den Gesamtstoff und seine Wirkung ausmachen, sondern vielmehr um einen komplexen Wirkmechanismus auf Molekularebene, der durch den Austausch von Wassermolekülen eine Neuausrichtung des gesamten Organismus ermöglicht.

Spezifisch gesprochen kann man sagen, das Hydroxylradikale (OH) durch einen chemischen Vorgang unschädlich gemacht werden.

Gleiches gilt für Sauerstoffradikale (O), welche Gewebe schädigen können und bei Durchblutungs- beziehungsweise Sauerstoffmangel ebenso entstehen können, wie bei Entzündungen, Traumata und anderen Szenarien. Es existieren eingehende Studien über diese Verhaltensweisen von DMSO gegenüber freien Radikalen (Baptista et. al.).

Nach diesen Resultaten kann davon ausgegangen werden, dass DMSO einen Komplex mit den OH-Radikalen, unter Einbeziehung von Wasserstoffmolekülen eingeht, aus dem dann im Normalfall ein Methylradikal hervorgeht (CH3), sowie auch ein Stoff der Sulfonsäure (CH3SOOH) benannt ist.

Wie der Prozess sich im Wesentlichen weiter gestaltet, hängt stark vom Milieu ab, in dem es sich befindet. PH-Wert, Sauerstoffversorgung, Sättigung mit Wasser und andere Faktoren.

DMSO stoppt radikale Stoffwechselprodukte

Die Hauptsache in diesem Zusammenhang ist, dass der aggressiven Natur von diversen Stoffen gekontert wird, und der Körper somit in der Lage ist, eben jene freie Radikale über den üblichen Weg aus dem

Organismus auszuscheiden.

Die positiven Resultate sind in der Folge nicht nur durch entzündungshemmende und schmerzlindernde Eigenschaften, sondern auch dem gerade beschriebenen Aspekt zuzuordnen. Eines dieser positiven Resultate ist unter anderem eine verbesserte Sauerstoffversorgung, die sich nachhaltig und ganzheitlich positiv auf die Langlebigkeit der betroffenen Zellen auswirkt.

antiischämisch, antithrombotisch, vasodilatierend, diuretisch

Der antiischämische Effekt, das heißt also der Schutz gegen Durchblutungs- beziehungsweise Sauerstoffmangel im Gewebe, wurde bereits erwähnt. Eine gerinnungshemmende Wirkung tritt auf, da Thrombozyten an der Aggregation gehindert werden. Weil außerdem Gefäße durch DMSO erweitert werden, kann von einer vasodilatierenden Wirkung gesprochen werden, die Blutgefäße schützt. Der Schutz von Gefäßinnenwänden (vaskuläres Endothel) wird durch die Unterdrückung von Verklebeprozessen beziehungsweise Ablagerungen erreicht.

Zuletzt sollte noch erwähnt werden, dass DMSO diuretisch, das heißt, entwässernd wirkt, und somit zur Durchblutung und Perfusion von Organen beiträgt, indem es den Gewebedruck senkt.

Somit könnte Schlaganfällen oder anderen koronaren, arteriellen Problematiken, insbesondere bei bereits bestehender Anwesenheit von DMSO im entsprechenden Gewebe vorgebeugt werden. Auch Darmkoliken und einer Unterversorgung der Darmwand könnte somit vorgebeugt werden.

Enzymaktivierung

Abschließend sei zur Funktionsweise von DMSO noch die Enzym modulatorische Wirkung erwähnt. Hier hilft es zum Verständnis wieder, sich vor Augen zu führen, dass die Molekülanordnung von

Proteinstrukturen und der dazugehörigen Wasserhülle von DMSO geändert werden kann. Enzyme können ihre Wirkung zu extrem beschleunigten Vorgängen besonders gut unter Ausnutzung der räumlichen Verhältnisse ausspielen. Schon kleinste Änderungen der räumlichen Nähe können im enzymatischen Verhalten Welten bewirken.

Hemmung von Stressenzymen

Acetylcholin ist ein Stresshormon, welches durch Hemmung im Zusammenspiel mit DMSO seine Stresssignale vermindert, beziehungsweise einstellt und der Körper beziehungsweise Geist so zur Ruhe kommen kann. Neben dem mentalen Faktor in heutzutage erhöhtem Stress durch allgemein gegenwärtige technologische und arbeitsbedingte Faktoren ist insbesondere die Regeneration von Geweben und Organen ein besonders wünschenswerter Nebeneffekt einer DMSO-Behandlung.

Es wurde also gezeigt, dass DMSO zellschützende Eigenschaften aufweist (Sams, 1967), mit anderen Worten, es hemmt ein Enzym daran, Acetylcholin abzubauen, was sowohl den Wirkungsgrad als auch die Wirkungsdauer dieses wichtigen Neurotransmitters erhöht. Acetylcholin ist für das Lernen und Gedächtnis verantwortlich und beruhigt und entspannt. Acetylcholin ist auch ein wichtiger Faktor bei der Regulierung des Immunsystems und wirkt als Hauptbremse bei Entzündungen im Körper.

Schutz vor Röntgen und Frost

DMSO hat radioprotektive Eigenschaften gegen tödliche und mutagene Effekte von Röntgenstrahlen in Zellen, Zellsystemen und ganzen Tieren. Es hat auch kryoprotektive Eigenschaften, was bedeutet, dass es in der Lage ist, vor Verletzungen durch Gefrieren zu schützen.

antibakteriell, antiviral, antimykotisch

Ein letztes Wort zum Verhalten gegenüber den Kleinstlebewesen, die als die letzten Feinde der Menschheit eine natürliche Bremse zum ungehemmten Wachstum darstellen. Selbige werden schon von Lösungen über 30 % in ihrem Wachstum gebremst. Auch hier ist die Komplexität von DMSO Programm, da es außer dem direkt wachstumshemmenden Effekt, auch noch Seiteneffekte, wie die Verteilung von anderen antimikrobiellen Wirkstoffen gibt, die das Wirkungspotenzial entsprechend optimieren.

Im Weiteren sei nebst den aufgeführten Wirkweisen, die Bedeutung von Schwefel im Generellen angesprochen.

Organische Schwefelverbindung

Sulforaphan ist eine Verbindung von organischen Schwefelverbindungen. Es ist in Kreuzblütlern wie Brokkoli, Rosenkohl oder Kohl erhalten. Es wird erzeugt, wenn das Enzym Myrosinase, Glucoraphanin in Sulforaphan umwandelt. Dies geschieht zum Beispiel durch Kauen, wenn die beiden Verbindungen sich vermischen und entsprechend reagieren können. Junge Sprossen von Brokkoli und Blumenkohl sind besonders reich an Glucoraphanin.

Personen mit Erkrankungen wie Colitis ulcerosa können eine Zunahme der Symptome nach der Einnahme von Lebensmitteln mit hohem Schwefel erfahren. Dies ist auf eine Unfähigkeit zum Abbau des Minerals zurückzuführen, was jedoch durch eine Kombination mit DMSO abgefangen werden kann.

Nahrungsmittel mit hohem Schwefelanteil

Eier: Eigelb enthält einen hohen Anteil an Schwefel.

Tierfleisch, Hülsenfrüchte und Nüsse, Fleisch, einschließlich Rind, Huhn und Fisch enthalten Schwefel, wobei die tierische Nahrung, unter anderem aufgrund von Übersäuerung, an und für sich viele Nachteile mit sich bringt und es anzuraten ist, eher aus den zuvor oder nun nachfolgend beschriebenen Quellen, Schwefel in die alltägliche Diät einzubauen.

Leguminosen, wie Bohnen und Jicama enthalten Schwefel

Nüsse wie Walnüsse, Mandeln, Cashews, sowie bestimmte Samen wie Sesam und Sonnenblumenkerne, enthalten Schwefel.

Milchprodukte enthalten hohe Mengen an Schwefel.

Die Lebensmittel, welche einen hohen Anteil an Schwefel haben, sind insbesondere Milch, Käse und Sauerrahm.

Schwefelhaltige Früchte sind Kokos, Bananen, Ananas und Wassermelone.

Senfkörner und Kresse enthalten ebenso Schwefel wie Kohl, Spargel, süße Kartoffeln, Lauch, Erbsen, Schnittlauch, Avocados, Blumenkohl und Tomaten.

Knoblauch und Zwiebeln enthalten Schwefel und haben antibiotische sowie antivirale Fähigkeiten. Auch einige Getränke, wie Kaffee, Tee und Kakao enthalten Schwefel. Knoblauch, Zwiebel sowie die vorgenannten Getränke sollten aus Sicht des Ayurveda mit Vorsicht genossen werden, da sie den Körper mit Säure belasten und vielfach die Ursache für Krankheiten bilden können.

Glucosaminsulfat: eine weitere schwefelbasierte Ergänzung

Dies ist eine bekannte schwefelbasierte Ergänzung. Glucosaminsulfat ist eine Aminosäure, die mit Natrium oder Kalium (je nachdem wie sie hergestellt wird) und mit Sulfat (SO_4) kombiniert ist. Weder

Glucosamin, noch Sulfat, sind allergene Komponenten. Glucosaminsulfat ist eine bereits vorhandene Komponente im menschlichen Körper, insbesondere im Bindegewebe. Wenn zur Verwendung als Nahrungsergänzungsmittel angewandt, wird es üblicherweise aus Krustentieren, wie Krabben gewonnen, wobei aus den Schalen vorhandene Materialien genutzt werden. Jemand, der also eine Allergie gegen Meeresfrüchte beziehungsweise Meerestiere aufweist, könnte bei der Einnahme dieses Produkts negative Reaktionen erfahren. Eine Reinigung des Glucosaminsulfats macht es jedoch in der Standardbearbeitung für Nahrungsergänzungsmittel, praktisch für jeden, also auch für Menschen mit Allergieproblemen, sicher. Glucosaminsulfat erscheint nützlich als Nahrungsergänzungsmittel für die Gelenke, weil es bei der Herstellung von Knorpel und Gelenkflüssigkeit beteiligt ist, und hilft, geschädigte Gewebe wiederaufzubauen. Auch bei dieser Schwefelvariante wurden entzündungshemmende Eigenschaften festgestellt und es kann dementsprechend gegen die Entwicklung von Arteriosklerose schützen.

Positive Studien und Veröffentlichungen

Zehntausende positive Artikel und Veröffentlichungen aus über 100 Ländern sprechen eine eindeutige Sprache.

Die Pharmaindustrie gibt sich Mühe, um die Hürden für DMSO besonders hochzulegen, denn DMSO ist einerseits nicht patentierbar und andererseits reduziert es den Einsatz von Medikamenten auf vielerlei Weise.

Der Einsatz beispielsweise von Kortison oder Schmerzmitteln kann durch DMSO drastisch reduziert oder gänzlich überflüssig werden.

Dementsprechend wird die geruchlose, leicht ölige Flüssigkeit anstatt zur natürlichen Heilung, um ein Vielfaches häufiger als Lösungsmittel in der Industrie eingesetzt.

Dr. Sonja Brecht

In Anbetracht der großartigen Erfolge bei Schmerztherapien, wie zum Beispiel im Falle von rheumatoider Arthritis, Rückenschmerzen, Sklerodermie.

Andere zitieren die hauptsächliche Nebenwirkung von DMSO: ein seltsamer Geruch, ähnlich dem von Knoblauch, der kurz nach Gebrauch aus dem Mund kommt, auch wenn der Gebrauch durch die Haut erfolgt. Dieser Geruch hat zweifellos Doppelblindstudien erschwert. Solche Studien basieren auf der Prämisse, dass niemand, weder Arzt noch Patient, weiß, welcher Patient die getestete Substanz erhält und welcher das Placebo. Aber dieses Medikament verkündet seine Anwesenheit innerhalb von Minuten.

Das vorliegende Buch wird helfen, sich mit DMSO vertraut zu machen und es sicher anwenden zu können.

2. Kontroverse & Historie

Es sei vorweggenommen, dass wir im weiteren Verlauf auch auf die besonderen Heilerfolge und außergewöhnlichen Effekte von DMSO eingehen werden, wobei wir hier zunächst der Fairness und Vollständigkeit halber auf die gesamte Historie, wie sie von der Pharmaindustrie, Behörden und Medien propagiert wurde, eingehen werden.

1866 isolierte der russische Wissenschaftler Alexander Saytzeff eine höchst merkwürdige und eigenartige chemische Verbindung. Es war kristallin, geruchlos, ungiftig und hatte beim Verzehr einen knoblauchähnlichen Geschmack. Zu dieser Zeit hatte Saytzeff keine Möglichkeit zu sagen, dass seine Entdeckung während seiner gesamten medizinischen Geschichte höchst umstritten sei und bei zahlreichen Patienten eine wunderbare Erleichterung bereiten würde.

DMSO beziehungsweise Dimethylsulfoxid wird von der Pharmaindustrie als ein chemisches Nebenprodukt stigmatisiert, welches in der Tat häufig als Lösungsmittel in chemischen Reaktionen verwendet wird, da es in der Lage ist, viele Verbindungen in Lösung zu bringen.

Es wird daher in verschiedenen Produkten wie Farbverdünner und Frostschutzmittel sowie als Extraktionsmittel in der Biochemie und Zellbiologie eingesetzt.

Klingt zunächst erst mal nicht sehr natürlich oder einladend für die Anwendung als natürliches Heilmittel.

Ist aber bei näherer Betrachtung tatsächlich recht einleuchtend, wenn man sich die Eigenschaften von DMSO vor Augen führt.

Was beim menschlichen Körper funktioniert, nämlich Fette und Wasser löslich und somit zellgängig zu machen, kann auch in Farbe und Frostschutzmittel helfen.

In letzter Zeit hat DMSO aufgrund seiner vielfältigen Eigenschaften vermehrt Verwendung in der Herstellung von mikroelektronischen Bauelementen gefunden.

Zurück zur Anwendung beim Menschen, um die es hier hauptsächlich geht.

Der Wissenschaftler Stanley Jacob hat die Fähigkeit von DMSO entdeckt, die Haut zu durchdringen, ohne sie oder andere Zellen und ihre Fähigkeit zu beschädigen und so andere Verbindungen in ein biologisches System zu bringen. Als er 1963 seine weitreichenden Entdeckungen publik gemacht hat, entstand ein Hype um DMSO.

Hype um DMSO

Am 3. April 1965, titelte die New York Times: "The closest thing to a [health] wonder produced in the 1960s." 1980 strahlte eine TV-Show einen entsprechend positiven, 60 Minuten langen Bericht, angereichert mit erfolgreichen Anwenderberichten aus.

Wieso? DMSO als äußerliches Analgetikum (Schmerzmittel) und als Vehikel für die Anwendung von weiteren Pharmazeutika, sowie als entzündungshemmendes und antioxidatives Mittel, ist recht einzigartig und hat in der Tat einschlagenden Effekt.

Da DMSO wie erwähnt, die Absorptionsrate einiger Verbindungen durch die Haut und andere Gewebe erhöht, wird es auch verwendet, um die Medikamentengabe im menschlichen Körper zu unterstützen.

Aber der Ruf von DMSO wurde durch negative Werbung beeinträchtigt. Verantwortlich hierfür ist der Tod einer Frau, der scheinbar, aufgrund einer allergischen Reaktion, 1965, in Kombination mit DMSO und diversen anderen Medikamenten, im Rahmen der Anwendung für ein verstauchtes Handgelenk stattgefunden hat. Es wurde nie eine Autopsie durchgeführt und keine konkrete Todesursache festgestellt. Wohl aber wird aufgrund der sonstigen Medikamente, welche die besagte Frau genommen hat, davon ausgegangen, dass sie die Medikamente generell überdosiert hat.

Aussagekräftige Tierversuche

Es wird außerdem berichtet, dass DMSO nach Tierversuchen Veränderungen der Augenlinse verursacht hat. Die FDA (amerikanische Food and Drugs Association) fand einen Vorwand, eine DMSO-Verwendung abzulehnen, als eine Studie im Jahr 1965 feststellte, dass enorme Mengen, welche an Hunde, Kaninchen und Schweine gegeben wurden, kleine, unbedeutende Änderungen an den Augenlinsen der Tiere verursacht haben.

Keine Anzeichen für weitere Probleme

Die Veränderungen verursachten eine leichte Kurzsichtigkeit nach sechsmonatiger Gabe, die jedoch das Leben der Tiere weitgehend nicht beeinflusst hat. Keine Anzeichen für Grauen Star oder weiterführende Probleme wurden bei Tests mit Menschen und Tieren gefunden, nachdem die hohen Mengen an DMSO nicht mehr verwendet wurden.

Trotz Sicherheitsbedenken zugelassen

Trotz dieser „Sicherheitsbedenken" der US-amerikanischen Gesundheitsbehörde wurde DMSO für den Einsatz bei Pferden und Hunden in den 1970er Jahren zugelassen.

Es wird außerdem auch legal, das heißt als ein verschreibungspflichtiges Medikament für Harnwegsinfekte bei Patienten in den USA zugelassen. Mehr zum aktuellen Status in Deutschland später.

Man mag zu Recht einwenden, warum es teilweise zugelassen wurde, falls die Bedenken tatsächlich Hand und Fuß hatten.

Weitere Genehmigungen

Zwar hat die FDA sehr schwierige Umstände der Zulassung für interessierte Unternehmen geschaffen, sodass die meisten Unternehmen, welche DMSO in ihren Patenten einbauen wollten, gescheitert sind, jedoch haben einige wenige Entscheidungen Präzedenzcharakter.

1972 veröffentlichte die nationale Akademie der Wissenschaften einen positiven Bericht über DMSO. 1978 genehmigte die US-amerikanische Gesundheitsbehörde FDA die Verwendung von DMSO für gewisse Arten von Zystitis. Es handelt sich dabei um eine Krankheit an der Blase.

1980 führte der US-Kongress Anhörungen zu Beschwerden durch. Im Jahr 2007 erteilte die FDA dem DMSO den "Fast Track"-Status und genehmigte seine Verwendung zur Verringerung der Hirngewebe Schwellung nach traumatischen Verletzungen. Seit dieser Zeit wird DMSO als Nahrungsergänzungsmittel und verschreibungspflichtiges Arzneimittel für eine breite Palette von medizinischen Anwendungen verwendet. Vor allem um Schmerzen zu lindern und die Heilung von Wunden zu beschleunigen.

Laut WebMD* wird DMSO auch allein oder in Kombination mit anderen Arzneimitteln zur Behandlung von Schmerzen im Zusammenhang mit Schwindel angewendet.

Unbedenkliche Nebenwirkungen

Laut WebMD* gehören zu den Nebenwirkungen von DMSO Hautreaktionen, trockene Haut, Kopfschmerzen, Schwindel, Schläfrigkeit, Übelkeit, Erbrechen, Durchfall, Verstopfung, Atembeschwerden, Sehstörungen, Luftprobleme und allergische Reaktionen sowie ein knoblauchähnlicher Geschmack und Körpergeruch. Es ist möglich, dass DMSO bei dauerhafter oder hoch dosierter Anwendung die Leber und / oder die Nieren beeinträchtigt. Ja, das macht durchaus auch aus der

Perspektive der natürlichen, ganzheitlichen Medizin Sinn, denn wo viel Entgiftung stattfindet, kann auch wieder viel "vergiftet" werden. Mit anderen Worten kann man sagen, dass bei Einnahme von DMSO ein Entgiftungsprozess angestoßen wird. Solche Gifte müssen entsprechend ausgeleitet werden, sonst kann es zu Nebenwirkungen beziehungsweise sogenannten "Heilverschlimmerungen" kommen.

DMSO reagiert mit Wasser, deshalb sollte immer genügend getrunken werden. Eher zu viel als zu wenig, da Wasser nicht nur für die Wirkweise von DMSO benötigt wird, sondern auch zur Entgiftung.

Zahlreiche Studien

Wenn Sie nach DMSO in der US-amerikanischen National Library of Medicine (pubmed.gov) suchen, erhalten Sie fast 30.000 indizierte Ergebnisse, was DMSO zu einer der am besten untersuchten Verbindungen unserer Zeit macht. Wir werden jedoch zu der Meinung verleitet, dass DMSO die Bedingungen nicht erfüllen kann, obwohl seine Wirksamkeit und sein geringes Toxizitätsprofil unbestritten sind.

Reinheitsgrad, als weiterer Ansatz um Bedenken zu schüren

DMSO kann theoretisch mit bestimmten Medikamenten interagieren und die Art und Weise, wie Insulin in einem Körper wirkt, verändern. Patienten mit Diabetes oder die andere Medikamente verwenden müssen, wird empfohlen, sich mit ihrem Arzt oder Heilpraktiker über die Nebenwirkungen von DMSO abzustimmen.

Es werden außerdem Befürchtungen geschürt, dass DMSO in nicht verschreibungspflichtigen, rezeptfreien Arzneimitteln, nicht die reine Qualität des DMSO für medizinische Zwecke erreicht. Es ist jedoch recht einfach, den Reinheitsgrad an der Verpackungsangabe abzulesen.

Daher ist es wichtig für Menschen, die DMSO verwenden, sich proaktiv zu informieren, um Kontrolle und Verantwortung über ihre eigene Gesundheit zu übernehmen.

Zusammenfassend kann gesagt werden, dass DMSO ein unbedenkliches und relativ nebenwirkungsfreies Naturprodukt aus Bäumen ist, das Muskel- und Gelenkschmerzen lindert und behandelt, sowie vor Blasenentzündung schützt und gesunde Zellen sogar vor Krebs bewahren kann.

Erst Hype, dann Propaganda

DMSO war also auf dem richtigen Wege, ein wichtiger Bestandteil von Behandlungsmethoden, wie zum Beispiel Krebsbehandlungen und ein allgemein vielversprechendes Heilmittel für andere Beschwerden zu werden, bis es aufgrund der vorgenannten „Sicherheitsbedenken" (der amerikanischen Behörden) in den 1960er Jahren stillgelegt, beziehungsweise medial diffamiert wurde.

Diese preiswerte, natürliche Substanz war somit ein weiteres Opfer der Gier von Pharmaunternehmen, für die mit der Einführung von DMSO erhebliche Verluste einhergegangen wären.

Allerdings ist DMSO, wie angedeutet, nicht ganz vom Markt verschwunden und somit in Flüssigkeit, Gel oder Roll-On-Form verfügbar, weil es als antientzündliche Behandlung für Pferde zugelassen ist. Selbstverständlich ist es dadurch nur als Lösungsmittel oder für die Pferdemedizin verfügbar und mit entsprechenden Sicherheitswarnungen gekennzeichnet.

Damit die Kontroversen fairerweise auch positive Beispiele darstellen, wird der nachfolgende Kontrast gezogen.

Bei Menschen wurden so erstaunliche Ergebnisse ermöglicht, wie beispielsweise die

Heilung eines verstauchten Handgelenks, über Nacht, in Kombination mit einem verdrehten Knie berichtet, die einer Skifahrerin erlaubte, eine Goldmedaille am darauffolgenden Tage der Einnahme bei den Olympischen Winterspielen in Chile zu gewinnen. Einige alternative Krebszentren verwenden DMSO mit großem Erfolg.

Man kann also sagen, dass die Erfolgsaussichten für DMSO aufgrund der schier unglaublich erscheinenden, positiven Eigenschaften, einerseits sehr gut waren, jedoch aufgrund einer Kerneigenschaft, andererseits zu Fall gekommen ist.

DMSO ist natürlich. Und somit schwer oder gänzlich nicht patentierbar. Das senkt Profite bei großen Unternehmen und denen, die solche vertreten.

Kein Patent? Kein Medikament!

Kein Pharmaunternehmen kann ein exklusives Patent für DMSO erhalten. Da es sich um eine natürliche Verbindung handelt, gibt es auch keinen signifikanten finanziellen Gewinn. Tatsächlich wird ein leitender Angestellter einer großen Arzneimittelfirma zitiert: "Es ist mir egal, ob DMSO das Hauptheilmittel unseres Jahrhunderts ist - und wir wissen alle, dass es das ist - da es uns das nicht wert ist." [CBS TV-Show 60 Minuten mit Mike Wallace. Das Rätsel von DMSO]. Wenn DMSO zugelassen werden sollte, wäre es wettbewerbsfähig, aber Pharmaunternehmen wären nicht in der Lage, die Patente zu halten.

In den Worten des Direktors der FDA, J. Richard Crout, MD, "DMSO hat eine niedrige Toxizität und (...). Ich denke aber, dass es eine Tatsache des Lebens ist, dass es für Pharmaunternehmen nicht lohnt, in etwas zu investieren, es sei denn, man glaubt, es gibt eine finanzielle Rendite." [CBS TV-Show 60 Minuten mit Mike Wallace. The Riddle of DMSO].

Toxizität von Aspirin ist siebenmal höher

Im Gegensatz dazu wird die Zahl der medikamentösen Todesfälle in den USA auf mehr als 200.000 pro Jahr geschätzt, sodass Medikamente die dritte oder vierte Haupttodesursache sind (Pezzalla, 2005). Sogar häufige Schmerzmittel, die NSAIDs genannt werden, darunter Advil, Motrin, Aleve und Aspirin verursachen jedes Jahr schätzungsweise 7.600 Todesfälle und 76.000 Krankenhausaufenthalte in den USA (Tamblyn et al., 1997).

In Anbetracht dessen ist zu erklären, dass DMSO zu den sichersten Substanzen der Welt gehört. Tatsächlich misst der klassische Test für Toxizität - der LD-50-Test - die letale Dosis (LD), bei der die Hälfte einer Gruppe von Versuchstieren getötet wird.

Die LD-50-Tests für Aspirin und DMSO zeigen, dass Aspirin siebenmal toxischer ist, als DMSO (Haley, 2000).

3. Für wen ist DMSO nützlich?

Weitere DMSO-Verwendungen

Studien zeigen, dass DMSO Entzündungen, Schmerzen und Schwellungen verringern kann. Man kann DMSO in den betroffenen Gebieten auf die Haut sprühen oder reiben. Viele Menschen nutzen dies bereits an sich selbst oder ihren Haustieren. DMSO kann Schmerzen bei Menschen mit Schindeln, hartnäckigen Viruserkrankungen der Haut, verringern.

Es kann auch für Sklerodermie, das heißt verschiedenen Hauterkrankungen, die mit Verhärtungen einhergehen, von bedeutendem Vorteil sein.

Meist wird DMSO als alternatives Schmerzmittel für Muskeln und Gelenke angewendet. Auf die Haut aufgetragen, wirkt DMSO als ein exzellenter Entzündungshemmer und ist als generell schmerzstillendes Mittel von unschätzbarem Wert.

Wunden, Verbrennungen, Muskel- oder Knochenverletzungen sind ebenso behandelbar, wie Kopfschmerzen, Osteoarthritis und alle anderen arthritischen Formenkreise, heftige Schmerzen des Gesichts (genannt "tic douloureux"), sowie Katarrhe, Glaucoma und Probleme mit der Bindehaut.

Problematische Zustände des Fußes, wie Ballenzeh, Schwielen, Pilze und Hautzustände wie Narben, Keloide, bei denen die starke Überproduktion von Bindegewebsfasern zu Wucherungen über die Wunde hinausführt.

Bei Herpes kann es zusammen mit Idoxuridin gegeben werden.

Der im Volksmund besagte Muskelkater, übersäuerte Muskeln, können durch die erhöhte Blutzirkulation schneller regenerieren.

Es wurde in Zusammenhang mit verschiedenen medizinischen Beschwerden, mit unterschiedlichem Erfolg getestet.

Alle hier aufgeführten Anwendungsoptionen sind als Möglichkeiten und Anregungen zur Diskussion mit einem Arzt gedacht.

Mögliche Anwendungsgebiete sind:

Amyloidosen (Proteinablagerungen)

Arthritis

Sportverletzungen

Rückenschmerzen und Wirbelsäulenbeschwerden

Verbrennungen

Schleimbeutelentzündung

Schmerzen in der Krebsbehandlung

Herzerkrankungen

Schnitte

Brüche

Erfrierungen

Nackensteife

Polyarthritis

Hämorrhoiden

Herpes

Unfälle generell

Interstitielle Zystitis

Gelenkschmerzen

Multiple Sklerose

Muskelkrämpfe

Neuritis

Osteoarthritis

Peyronie

Phantomschmerz

postoperative Schmerzen

Prostatabeschwerden

Atemwegsbeschwerden

Rheumatoide Arthritis

Ischias

Sklerodermie

Sehnenscheidenentzündungen

Schleudertrauma

Krampfadern

Nachfolgend sind einige Anwendungsbeispiele, entsprechend der oben aufgeführten Liste

DMSO bei Schmerzen

Wie bereits beschrieben, wird DMSO meistens zur Schmerztherapie angewandt. Hier einige weiterführende Einblicke. DMSO ist besser in Sachen Entzündungshemmung als Aspirin und sicherer als Steroide. Üblicherweise wird es auf der Haut angewandt.

Zusätzlich zu den guten Effekten, gesellt sich die Tatsache, dass die schlechten Effekte von Narkotika, wie Morphinen, die Taubheit, Schwindelgefühl, Übelkeit und andere unschöne Nebeneffekte mit sich bringen, ausbleiben.

Es gibt Schmerzlinderung bei akutem und chronischem Schmerz, für bis zu sechs Stunden oder mehr. Mit ein wenig DMSO kommt man also eine ganze Zeit lang aus und erwähnenswert ist, dass sich keine Toleranzschwelle aufbaut, die ein ständiges Erhöhen der Menge des Mittels nicht notwendig machen. Im Gegenteil: Oftmals lässt sich beobachten, es wird mit der Zeit weniger und weniger zur Aufrechterhaltung des gleichen Effekts benötigt.

Im Falle von Sehnenscheidenentzündungen, Schmerzen im Ellbogen, Knie, Entzündungen und ähnlich gelagerte Fälle wären alle prädestiniert für die Anwendung mit DMSO. Bei chronischen Fällen mag es sein, dass es einige Wochen oder Monate dauert, bis sich ein vollkommenes Abklingen der Schmerzen einstellt, wobei man auch bei einer abgebrochenen Behandlung, vor vollkommenem Abklingen der Schmerzen, einen großen Erfolg erzielen kann. Dies sind allgemeine Richtlinien, die nicht zwangsläufig für jede Art von Schmerz zutreffen.

Verbrennungen

Eine fünfzig- bis hundertprozentige Lösung, die unverzüglich nach einer Verbrennung aufgetragen wird, kann den Schmerz lindern und auch die Narbenbildung verhindern.

Schleimbeutelentzündung

Dimethylsulfoxid hilft in akuten Fällen von Schleimbeutelentzündung in 80 bis 90 Prozent aller Fälle. Selbst chronische Schleimbeutelentzündung mit Kalziumablagerungen kann durch den Einsatz von DMSO innerhalb von Wochen oder Monaten wieder korrigiert werden, sodass sich die Kalziumablagerungen allmählich ausschleichen.

In einer Studie von John und Laudahn, 1967, wurde erhoben, dass von 293 Patienten 136 gänzlich von Schmerzen befreit wurden. In der gleichen Studie gab es teilweise Erleichterung für 121 Patienten und 36 Personen erfuhren keinerlei Änderung. In der Anwendung wurden fünf Milliliter von 90-prozentiger Lösung auf die betroffenen Bereiche, zwei bis viermal aufgetragen.

Erfrierungen

Menschen, die Erfrierungen erlitten haben, konnten innerhalb der ersten 24 Stunden nach einer Erfrierung eine vollkommene Heilung verzeichnen.

Schulterentzündung

Eine siebzigprozentige Lösung von Dimethylsulfoxid kann in diesem Falle nicht nur den Schmerz reduzieren, sondern auch die Beweglichkeit erhöhen. Bis zu einem Monat wird DMSO kontinuierlich aufgetragen.

Gicht

Diese Krankheit, die meist männliche, erwachsene Personen betrifft, wird durch einen metabolischen Unterernährungszustand hervorgerufen.

In einer von John und Laudahn betriebenen Studie, 1967, haben von 19 Patienten, 16 eine komplette Beseitigung ihrer Symptome erfahren, wobei drei eine teilweise Heilung verzeichnen konnten. In einer ähnlich gelagerten Studie, Blumenthal und Fuchs, 1967, wurden fünf Patienten getestet. Zwei erzielten einen vollen Erfolg, zwei Personen hatten teilweise Erfolg und eine Person konnte keinerlei Änderungen verzeichnen.

Die Dosierung betrug üblicherweise fünf Milliliter bei einer 90-prozentigen Lösung, die oberflächlich, zwei bis viermal auf die betroffenen Gebiete aufgetragen wurde, bis eine Reduzierung der Symptome verzeichnet wurde.

Entgiftung von Schwermetallen

DMSO kann in der Entgiftung von Schwermetallen unterstützend wirken.

Schwermetalle wie Quecksilber, Blei, Aluminium, Kadmium, Arsen, Nickel, sind sehr schwer wieder aus dem Körper zu entfernen. Sie stellen jedoch die Ursache beziehungsweise den Nährboden für vielerlei Krankheiten dar.

Schwefel ist ein Mineral und ein Hauptbestandteil von bestimmten Aminosäuren, welche Schwermetalle binden können. Der Körper gibt Schwermetalle im Austausch für Mineralien frei. In diesem Falle Schwefel.

Aminosäuren ersetzen Schwefel im Austausch für Schwermetalle, binden diese und eliminieren diese per Urinausscheidung, Stuhlgang sowie beim Schwitzen.

Schwefel und insbesondere DMSO ist ein wirkungsvolles Entgiftungsmittel, das giftige Substanzen aus dem Körper beziehungsweise den Körperzellen leitet. Insbesondere über die Leber. Schwefel aktiviert Enzyme in der Leber, die den Reinigungsvorgang anstoßen.

Es wirkt als eines der stärksten Entgiftungsmittel von allen natürlichen Entgiftungsmitteln.

Hämorrhoiden

Eine 70-prozentige Lösung kann zur schnellen Reduktion von Schwellung und Schmerzen, äußerlich aufgetragen werden.

Seit den sechziger Jahren wird DMSO mit Potassium Iodide vermischt, um Hämorrhoiden vollständig zu heilen. Oftmals innerhalb einer kurzen Zeitperiode von einer Woche.

Risse am After und interne Hämorrhoiden heilen auch durch die innerliche Gabe von DMSO sehr gut. Ein Anwendungsfall beschreibt, wie jemand mit einem circa 5 cm langen Riss am After, nicht weiter ausscheiden konnte. Der Analausgang war nur noch sehr eng und der Arzt wollte nicht weiter dehnen, weil es das Problem nur schlimmer gemacht hätte. Häufig treten dabei nämlich weitere Risse auf oder alte Narben reißen auf. Der Körper repariert dann wiederholt Narbengewebe, bildet jedoch kein neues, gewöhnliches Gewebe. Vielfach treten hier also Langzeitproblematiken auf, die zu Beginn nicht erkennbar sind.

In diesem Falle hat der Patient eine siebzig prozentige DMSO Lösung für 2 Monate jeden Abend in die Analöffnung getropft. Beim nächsten Arztbesuch war keine Spur mehr von Fissuren zu sehen. Für manch andere Anwender mag dies deutlich zu stark sein, so ist anzuraten, ggf. auf 50 % runter zu dosieren.

Unfälle

Bei Überanstrengungen, Verstauchungen, Brüchen, Schleudertrauma, Sportunfällen, usw. können sehr beeindruckende Ergebnisse durch die entzündungshemmenden Eigenschaften des DMSO, in Kombination mit der Verbesserung der Blutzirkulation, sowie einer allgemeinen Schmerzlinderung, erzielt werden. Je rascher die Behandlung nach dem Zwischenfall stattfindet, desto besser die Resultate.

Üblicherweise stellt sich eine Schmerzreduktion innerhalb der ersten zwanzig Minuten ein und Schwellungen gehen oftmals innerhalb von Stunden nach der Erstanwendung vollkommen zurück. Eine oberflächliche Anwendung einer 90-prozentigen Lösung, zwei- bis viermal pro Tag führt im Normalfall zum Erfolg.

Es gibt Erfolgsberichte von geschwollenen Gelenken, die in weniger als einer Stunde komplett abschwellen.

Sportunfälle

Vorsicht ist geboten, bei Sportkrankheiten, wo durch zu schnelle Schmerzfreiheit, die einhergehende Bewegungsfreiheit oftmals in voller Gänze ausgekostet und somit dem Gewebe nur weiterer Schaden zugefügt wird.

Das heißt für den Heimanwender: Eine zurückhaltende, in sich horchende Haltung mit Achtsamkeit und Schonung, auch bei kompletter Schmerzfreiheit, kann weiterem Schaden und mehr Leid vorbeugen.

Im Leistungssport oder auch im Hobbybereich sollte darauf geachtet werden, dass DMSO nicht als Mittel zur Kommerzialisierung des Körpers von Tier oder Mensch missbraucht werden sollte.

Blasenentzündung

In der Studie, die zur Zulassung durch die amerikanische Gesundheitsbehörde geführt hat, wurden 64 % aller Männer und 54 % aller

Frauen von allen Symptomen befreit.

Muskelkrämpfe (inklusive nächtlicher Krämpfe)

Dimethylsulfoxid hilft Giftstoffe und Abfallprodukte aus dem Gewebe auszuscheiden, und so die Blutzirkulation entscheidend zu verbessern.

Narbenbildung & Narbenentstörung

Narben können kosmetische Störpunkte darstellen, jedoch auch funktionale Problematiken herbeiführen. Zum Beispiel dort, wo im speziellen innerlich, nach Operationen und Blutungen, kein gesundes Gewebe hergestellt wird und dementsprechend auch kein ungestörter Fluss von Blut oder Ablauf von anderen Prozessen stattfinden kann.

Zum einen hemmt DMSO die Narbenbildung, kann aber zum anderen auch durch das Aufweichen von Narben zur Rückbildung zu gesundem Gewebe beitragen. In der Zwischenzeit können zumindest Stoffe ungehindert das tote Gewebe passieren, sodass keine Folgeschäden entstehen.

Nervenentzündung – Neuritis

Der Schmerz, der von dieser Nervenentzündung ausgeht, wird in 50 - 95 % aller Fälle gänzlich aufgelöst.

Arthritis - bzw. Erkrankungen des rheumatischen Formenkreises

DMSO kann Gelenkschmerzen reduzieren und die Beweglichkeit erhöhen.

Generell werden Schmerzen und Entzündung reduziert.

In der größten Studie (Deutschland), haben über 1641 Patienten 2 bis 5 Milliliter DMSO oberflächlich für zwei bis vier Mal täglich, für eine Woche aufgetragen, dann zweimal täglich für den Restzeitraum (zwei bis sechs Monate). 851 Patienten erlebten eine volle Symptombefreiung. 553 Patienten erlebten eine teilweise Befreiung, und 237 berichteten keine Vorteile zu verspüren.

In einer anderen Studie (Steinberg 1967) mit 152 Patienten wurde eine 90-prozentige Lösung täglich, viermal pro Tag, auf die Gelenke und die umgebenden Bereiche aufgetragen. Patienten berichteten merkliche Schmerzbesserung, in nur wenigen Minuten nach der Behandlung, die für 4 - 6 Stunden anhielt. Fast 85 % berichteten von merklichen Resultaten.

In einem russischen Test, schlussfolgerten Wissenschaftler, dass die Nutzung von DMSO für entzündliche und degenerative, das heißt, abbauende Prozesse, sehr geeignet sei. Eine Behandlung mit DMSO in verschiedenen Kombinationen wird gut von Patienten, meist ohne jegliche Nebenwirkungen, vertragen.

Dimethylsulfoxid ist besonders effektiv für Patienten, die arthritische Symptome erst seit kurzer Zeit beklagen.

Peyronie

Oberflächliches Auftragen auf den Penis nimmt den Schmerz vollständig in 50 % aller Fälle.

Phantomschmerz

Oberflächlich auftragen.

Thrombose – Phlebitis

Befreit von Schmerz und oberflächlicher Gerinnung, wenn es auf die Haut aufgetragen wird.

Postoperativer Schmerz

Oberflächliches Auftragen kann neben einer Schmerzverbesserung auch Narbenbildung vermeiden und bei der Abheilung helfen.

Prostata - Entzündung der Vorsteherdrüse

In mehr als 75 Prozent aller Fälle ist eine Besserung betreffend das Schmerzbild zu erwarten.

Psoriasis - Schuppenflechte:

Da DMSO Trockenheit und Schuppen der äußeren Schicht der Haut verursacht, könnten Hautkrankheiten, die durch Schuppenbildung (Psoriasis) gekennzeichnet sind, durch die Verwendung von DMSO verschlimmert werden. Aber DMSO, das nur für ein paar Tage lokal angewendet wird, ist bei Psoriasis nützlich. Längerer Gebrauch von DMSO zur Behandlung von Psoriasis wird jedoch nicht empfohlen, da es die Psoriasisbedingung verschlechtern kann (Engel, 1967), nur DMSO oral eingenommen, wird angeraten.

"Ich freue mich, sagen zu können, dass die Einnahme von DMSO in Verbindung mit der Umsetzung der Entgiftungsvorschläge, die gegeben wurden, sich erfolgreich um viele meiner verbleibenden Psoriasisprobleme kümmert. Ein paar Bereiche sind immer noch hartnäckig, aber ich habe eine Menge allgemeiner Verbesserungen bemerkt. Die topische Anwendung von DMSO half auch dabei, ein Ekzem zu beseitigen, das meine Frau schon seit Längerem belastet hat. "- Peter Norquest, Tucson, Arizona, USA

Juckreiz des Afters - Pruritus ani

Bis zu 90 Prozent der Betroffenen spüren Linderung des rektalen Juckreizes und der damit verbundenen Schmerzen, durch die Anwendung von 70 Prozent Dimethylsulfoxid im Analbereich.

Rheumatoide Arthritis

DMSO erzeugt seine besten Ergebnisse, wenn es frühzeitig in eine Behandlung eingebunden wird. Es ist kein Allheilmittel für Rheumatoide Arthritis, aber bewirkt Schmerzlinderung in den meisten Fällen. In schweren Fällen kann eine Reihe von intravenösen Infusionen von DMSO gegeben werden. Es ist angeraten, hierzu einen entsprechenden Arzt zurate zu ziehen.

Studien in Deutschland und Japan zeigten, dass merkliche Resultate für mehr als die Hälfte aller Patienten eine erhebliche Reduktion aller Symptome, betreffend der Gelenkschmerzen und damit einhergehend eine Stärkung der Grifffestigkeit und Erhöhung des Bewegungsradius zur Folge hatten. Die Probanden nutzten hierbei eine 90 %-Lösung für sechs Monate. In wenigen Fällen wurde keine Änderung festgestellt.

Ischias

Einfach auf die betroffene Stelle auftragen. Ischiasschmerz ist bekannt dafür, viele Patienten so sehr in Leidzustände zu versetzen, dass sie kaum noch Lebensqualität verspüren. Dies kann zum Beispiel durch einen Bandscheibenvorfall initiiert werden, in dessen Folge Druck auf den Nerv ausgeübt wird. Der dadurch entstehende Schmerz verteilt sich folglich oftmals bis in das Gesäß und die Beine. Steroide sind für viele die einzige Lösung. Natürliche Lösungen oder auch schulmedizinische Medikation kann mit DMSO tief zum Nerv gebracht werden und dort Schmerzlinderung und Entzündungshemmung bewirken. Eine natürliche Medikation, die bei Ischias gerne mit DMSO kombiniert wird, ist Soothanol X2. Leider ziemlich teuer, wobei die Inhaltsstoffe Capsaicin und Menthol auch simpel über ätherisches Pfefferminzöl und Cayennepfeffer substituierbar sind.

Sklerodermie

Verschiedene seltene Erkrankungen, welche mit einer Bindegewebsverhärtung der Haut beziehungsweise der inneren Haut /

Schleimhaut und / oder den inneren Organen einhergeht, sind bestens für die Behandlung mit DMSO geeignet. Zwei Studien (USA, Russland) zeigten, dass mehr als 50 % aller Fälle eine große Verbesserung durch DMSO verzeichneten.

Sonnenbrand

Einfach auf die betroffene Stelle auftragen. Es empfiehlt sich ein Gel mit Aloe, da DMSO an und für sich austrocknend wirkt.

Sehnenscheidenentzündung

Der Schmerz von einem Tennisarm oder entzündeten Sehnen im Sprunggelenk / Handgelenk, wird zuverlässig durch DMSO besänftigt. Manches Mal dauert es trotzdem Monate, bis eine vollständige Ausheilung erfolgt.

Eine Studie (Steinberg, 1967) von 50 Patienten zeigte merkbare Resultate in 94 % aller Fälle. Es wurde in diesem Zusammenhang eine 90 %-Lösung auf die betroffenen Bereiche aufgetragen und alle vier Stunden, dieselbe Behandlung wiederholt und langsam, mit fortschreitender Behandlungsdauer ausgeschlichen. Gewöhnlicherweise erlebten Patienten innerhalb von zehn bis fünfzehn Minuten nach der Anwendung, Erleichterung.

Keloide, Narben, Verbrennungen, Prellungen

Eine Konzentration von 50 bis 80 %, die zwei- oder dreimal am Tag aufgetragen wird, wird eine vorstehende Narbe nach mehreren Monaten abflachen. DMSO ist von erheblichem Wert bei oberflächlichen Verbrennungen (Goldman, 1967), und wenn es rasch bei einer Verletzung angewendet wird, kann es Blutergüsse vermeiden, beziehungsweise beseitigen.

"Ich habe es seit zwei Wochen täglich auf mein Gesicht aufgetragen. Ich hatte im März einen Akneschub, der ziemlich gut dadurch geheilt ist. Aber was mich erstaunt, ist, dass meine Hyperpigmentierung (Melasma) dadurch sehr merklich nachgelassen hat. In der Tat ist es sehr erstaunlich!" HG, USA

"Ich verdünnte eine 50-prozentige Lösung und trug sie oberflächlich auf den entzündeten Lymphknoten. Ich habe es heute Abend noch einmal wiederholt. Ich bin total erstaunt! Die Größe des Knotens ist in nur zwei Anwendungen merklich zurückgegangen! Und es fühlt sich nicht mehr verhärtet an. Dieser Knoten war seit über 20 Jahren geschwollen!"

Melissa Medlock, Coldwater, Michigan, USA

Krankheiten des Auges

Tatsächlich ist DMSO wirksam für Makuladegeneration und Netzhauterkrankungen, beides Erkrankungen des Auges. Diese Wirksamkeit wurde zuerst entdeckt, wenn Patienten mit Retinitis pigmentosa, einer Netzhauterkrankung, DMSO bei bestimmten Erkrankungen des Bewegungsapparates einnahmen. Sie spürten, dass sich ihre Sicht verbessert hatte, wobei einige ausgesprochen bemerkenswerte Ergebnisse erzielt wurden.

Dimethylsulfoxid bei der Behandlung von Netzhauterkrankungen

Es folgt ein weiterer Bericht über die Arbeit mit Dimethylsulfoxid (DMSO) in

der Behandlung bestimmter Augenerkrankungen. Der erste Bericht wurde im Februar 1973 erstellt (Science Writers' Seminar in Ophthalmology, Los Angeles).

Die Netzhauterkrankungen, diabetische Retinopathie, Makuladegeneration, und Retinitis pigmentosa waren im Fokus der benannten Veranstaltung. Zu dieser Zeit schien DMSO aufgrund mancher Studienberichte nicht sehr vorteilhaft zu sein, bei

diabetischer Retinopathie und Makuladegeneration, schien aber einige

vorteilhafte Wirkungen bei Retinitis pigmentosa aufzuweisen.

Der erste Hinweis auf die mögliche Wirksamkeit von DMSO bei Netzhauterkrankungen wurde versehentlich entdeckt. Einige Retinitis pigmentosa Patienten unter DMSO Behandlung für andere Erkrankungen des Bewegungsapparates, erlebten seit der Einnahme von DMSO bei der Behandlung von Netzhautkrankheiten merkbare Erfolge.

Eine andere Untersuchung wurde im Jahr 1972 begonnen, nachdem ein Patient, der

unter Retinitis pigmentosa litt, mit DMSO behandelt wurde. Diese Behandlung bestand aus einer lokalen Anwendung von 50 % DMSO in wässriger Lösung, aufgetragen durch Eintauchen der Augen, 30 Sekunden lang, zweimal täglich. Als die DMSO-Behandlung begonnen wurde (10. Februar 1972), konnte dieser Patient nur mit seinem rechten Auge sehen und hatte eine Sehschärfe von 20 / 200 in seinem linken Auge. Fünf Tage später (15. Februar 1972), wurde seine Sehkraft gemessen als 20 / 70 + 1 im linken Auge, und er konnte Finger mit 5 ft Entfernung (= 1524 m) von seinem rechten Auge zählen.

Drei Monate später betrug seine Sehschärfe 20 / 50 im linken Auge.

Dieser Patient war bis auf ein einwöchiges Versuchsintervall in seiner täglichen Routine

ohne DMSO. Er bemerkte, dass sich seine Sehstärke verschlechterte. Als er die Behandlung wieder aufnahm, kehrte seine Sehstärke wieder auf das vorige Niveau zurück.

Eine weitere Sehschärfenmessung (2. Januar 1974) ist immer noch 20 / 50 im linken Auge, und er kann mit seinem rechten Auge Finger bereits auf 6 ft (1,8288 m) Abstand zählen.

Weitere 50 Patienten mit Retinaverschlechterung (Makuladegeneration

ebenso wie Retinitis pigmentosa), wurden dann mit DMSO behandelt. Von den 50 mit DMSO behandelten Patienten wurde bei 22 eine verbesserte Sehschärfe, bei 9 die Sehstärke im Gesichtsfeld und bei 5 im Dunkeln festgestellt. Zwei Patienten sind weiter zurückgegangen und der Rest hat keine messbaren oder persönlich beobachteten Veränderungen der Sehkraft vermerken können.

Der Nachweis einer geringen Toxizität

Subjektive Berichte von Patienten über toxische Nebenwirkungen berichten über vorübergehendes Stechen (normalerweise 20 bis 30 Sekunden) und gelegentliches Brennen und Trockenheit der Haut des Augenlids. Es ist davon auszugehen, dass bei zusätzlicher Fettung des Auges eine Besserung in den meisten Fällen eintritt. Insbesondere kann hier hochqualitatives, warmes und somit flüssiges Butterreinfett, Ghee, zur Rückfettung der Augen auf eine natürliche Weise empfohlen werden.

Einige Patienten berichteten auch von einem Blendungseffekt

Es wurde in einigen Fällen von erhöhter Empfindlichkeit gegenüber Licht oder Photophobie berichtet. Dieses Phänomen trat im ersten Monat des Jahres auf, wobei nach einigen frühen Verbesserungen, diese Patienten die Blendung oder Unschärfe lediglich für einige Tage oder einige Wochen erlebt haben. Dies ist auch erklärbar, als eine Verbesserung der Sehschärfe, was sich in einer verstärkten Wahrnehmung des Kontrastes äußern kann.

Laienhaft gesprochen, kann jedoch einfach die Sehkraft gestärkt werden, wobei dann Licht stärker, intensiver wahrgenommen wird und man sich in der geistigen Wahrnehmung folglich "geblendet" fühlt.

DMSO ist also entgegen Berichten nicht schädlich, sondern nützlich bei Augenkrankheiten.

Was die Augen betrifft, berichten mehrere Patienten, die mit DMSO wegen Muskelproblemen behandelt wurden, wie von Dr. Jacob bestätigt, dass sich ihre Sehkraft verbessert hatte. Dr. Jacob sendete diese Patienten zu Dr. Hill, der seine eigenen Experimente mit DMSO begann (nachdem bekannt war, dass die "Linsenveränderungen" bei Menschen nicht vorkommen). Seine Forschung zeigte, dass Tropfen von 50 % DMSO gegenteilig sogar bei Retinitis Pigmentosa und Makuladegeneration wirksam sind, und präsentierte einen Bericht darüber auf dem Symposium der New Yorker Akademie der Wissenschaften im Jahr 1971. (Haley, 2000)

Tropfen einer 25-prozentigen DMSO-Lösung (verdünnt in steriler physiologischer oder salzhaltiger Lösung) ein- oder zweimal pro Tag, ist für Augenprobleme wie Katarakte oder Glaukom nützlich.

"Ich habe über verschiedene gute Ergebnisse mit DMSO gelesen und wollte es selbst bei meinen Augen anwenden. Als abenteuerlustiger Typ habe ich heute DMSO auf 30 % verdünnt und 2 Tropfen in eines meiner Augen getropft, das rote Flecken um die Iris hatte. Die roten Flecken verminderten sich drastisch. Die einzige Nebenwirkung war ein leichtes Brennen, ähnlich den Tropfen, die man bekommt, wenn man einen Glaukomtest ohne die Nebenwirkung ausgedehnter Pupillen durchführt".

Bei Eigenanwendung kann man wie folgt vorgehen:

Zunächst sollte man nicht ohne Rücksprache mit dem behandelnden Arzt versuchen, die Augen zu behandeln. Durch das Verdünnen von DMSO mit physiologischer Lösung oder steriler Kochsalzlösung bei

25 – 30 %, kann man eine Lösung herstellen, die zweimal täglich mit einem Tropfer aufgetragen wird.

Schlaganfall

Bald nach einem Schlaganfall kann DMSO das Gerinnsel auflösen, das den Schlaganfall verursacht, die Zirkulation wiederherstellen und Lähmungen vermeiden. Sobald DMSO in den Körper eingebracht ist, entweder auf die Haut aufgetragen, intravenös gegeben, oder mündlich, durchdringt es den Körper und kreuzt die Hirnschranke - sogar oral eingenommen, kann es die Durchblutung verbessern. Idealerweise sollte es intravenös gegeben werden.

Obwohl DMSO 40 % eine Verlängerung der Blutungszeit verursacht, ist es immer noch zur Behandlung von embolischem oder hämorrhagischem Schlaganfall indiziert. DMSO ist jeder anderen Behandlung von Wunden im Gehirn überlegen, wo eine große Menge an Blutungen vorhanden ist (Morton, 1993).

Ein Mann, der um 7.30 Uhr einen Schlaganfall hatte, weigerte sich, ins Krankenhaus zu gehen, bevor seine Frau mit Dr. Stanley Jacob gesprochen hatte, was erst gegen 18.30 Uhr geschehen war. Ab 19.00 Uhr, am Tag des Schlaganfalls, gab sie ihm jede halbe Stunde zwei Stunden lang alle 15 Minuten eine halbe Stunde 50 % DMSO in einem kleinen Orangensaft. Am nächsten Tag war ihr Mann in besserem Zustand und bald wieder normal. Eine Substanz, die einen Schlaganfall stoppen kann, wie beschrieben, ist etwas, das viele in ihrer Hausapotheke wünschen könnten (Haley, 2000)

Angina, Herzinfarkt, Verletzungen des Gehirns und der Wirbelsäule

DMSO kann dazu beitragen, schädliche Auswirkungen auf Herz und Gehirn bei Erkrankungen, die Kopf- und Wirbelsäulenverletzungen, Schlaganfall, Gedächtnisstörungen und ischämische Herzerkrankungen betreffen, zu neutralisieren (Jacob, de la Torre, 2009). Eine 40-prozentige DMSO-Lösung sollte innerhalb von vier Stunden verabreicht werden, um seine Wirksamkeit zu entfalten. Bestmöglich innerhalb von neunzig Minuten.

Nach intravenöser Verabreichung von DMSO, gibt es eine Erhöhung der Menge an Rückenmarkblutfluss in die Region des Traumas. Eines der ersten Dinge, die nach einem Rückenmarkstrauma auftreten, ist, dass eine Verringerung des Sauerstoff- und Blutflusses einsetzt, da die Blutgefäße sich verengen. Ohne eine Behandlung quillt das Gewebe auf. Schließlich führt dies zu Lähmungen. Bei einem Hirnschlag wird das Tier entweder komatös oder lethargisch oder stirbt. Bei DMSO-Infusion unmittelbar nach Verletzung (oder Schlaganfall) wird dies verhindert. - Dr. Jack de la Torre, Professor für Physiologie und Neurochirurgie an der Universität von New Mexico

Dr. Stanley Jacob hat DMSO sogar intravenös Menschen gegeben, die bereits paralysiert waren. Ein Mann erlangte so starke Genesung, um im Anschluss durch die Universität gehen zu können und schließlich in einer Bank zu arbeiten. (Haley, 2000)

Infektionen

In Kombination mit Antibiotika wendet DMSO Bakterien, die gegen ein bestimmtes Antibiotikum resistent sind, auf das gleiche Antibiotikum an. Wahrscheinlich wird eine 80 bis 90-prozentige Lösung von DMSO erforderlich sein, um klinisch nützlich zu sein (Pottz, Rampey, Benjamin, 1967). DMSO wurde zum Transport von Antibiotika an schwer zugängliche Körperbereiche mit hervorragenden Ergebnissen, wie dem Knochenmark und dem Gehirn verwendet (Sanders, 1967).

DMSO kann eine Virusproteinbeschichtung auflösen, wodurch der Viruskern mit seiner dem Immunsystem ausgesetzten Nukleinsäure ungeschützt bleibt. Topisch angewendet lindert es die Läsionen, die als Folge von Herpes Zoster / Gürtelrose, auftreten (Morton, 1993).

In die Nasenlöcher oder topisch im Gesicht platziert, kann DMSO innerhalb weniger Minuten verstopfte Nasennebenhöhlen öffnen und wurde bei Patienten mit Polypen erfolgreich eingesetzt (Marvin, 1967).

DMSO kann Zahnfleischerkrankungen aufklären und Karies und deren Schmerzen reduzieren, indem man es auf den betroffenen Stellen aufträgt.

Podologie

DMSO kann bei der Behandlung von schmerzhaften Hühneraugen, Schwielen, eingewachsenen Zehennägeln, Ballen, Hammerzehen, Fersensporn und der Entzündung von Gicht an großen Zehen wirksam sein.

Krampfadern und Thrombophlebitis

Topisches DMSO kann kleine dilatierte Blutgefäße in der Nähe der Oberfläche der Haut aufhellen. Es kann auch die Größe der Krampfadern in den Beinen und die damit einhergehende Entzündung verringern, zusammen mit einer Erleichterung der jeweiligen Krampfbeschwerden (Marvin, 1967. Blumenthal, Fuchs, 1967).

Bei Anwendung einer 70- bis 90-prozentigen Lösung, direkt auf die Haut, ist eine sofortige Erleichterung von Schmerz, Krämpfen und Schwellungen zu verzeichnen.

Kopfschmerzen

DMSO ist sehr effektiv bei vaskulären Kopfschmerzen und bei Muskelverspannungen, die so oft mit Kopfschmerzen einhergehen. Es kann an behaarten Stellen, wie der Kopfhaut verwendet werden und es kann auch in der Nähe der Augen verwendet werden.

Eine 90-prozentige Lösung ist in diesem Falle effektiver, als die standardmäßigen 70 % (Ogden, 1967).

Psychische Störungen

DMSO ist bei der Behandlung von Patienten mit den folgenden Diagnosen nützlich:

(1) Psychotische Zustände (akute schizophrene Reaktionen, manische Phase der manisch-depressiven Psychosen, alkoholische Psychosen, symptomatische Psychosen)

(2) einige Symptome der chronischen Psychosen (Autismus, Stereotypie, Negativismus, abnormales Verhalten oder Wahnzustände)

(3) schwere Neurosen (Angstreaktionen, Obsessive) (Ramírez, Luza, 1967).

Nach ausführlichen Tests an Tieren und an normalen Menschen berichtete Dr. Ramirez über "intravenöses Injizieren von 50 % oder 80 % DMSO bei Patienten mit akuter und chronischer Schizophrenie" und dass "von den 14 akuten Fällen jeder Einzelne aus dem Krankenhaus entlassen wurde, 45 Tage nach Beginn der DMSO-Behandlung." Er sagte, dass 4 der 11 chronischen Fälle, von denen einer seit 14 Jahren krank war, schließlich entlassen wurden und die anderen 7 sich sehr verbesserten und eine Ergotherapie erhielten. Er beobachtete eine schnelle Abnahme der Agitation. Rezession des Verfolgungsgefühls, Absenkung der plötzlichen Tendenz zu kommunizieren und sauber zu bleiben, der Verzweiflung der Obsessionen, der Rückkehr zur Wachsamkeit und einer Ruhe, wo üblicherweise Unruhe und Angstzustände aufgetreten waren." (Haley, 2000)

Spezifische Anleitungen zur Anwendung werden im Weiteren beschrieben

4. Wie man DMSO anwendet

DMSO ist, wie mittlerweile recht deutlich geworden sein sollte, ein faszinierendes Produkt, was außergewöhnliche Heilungschancen in einem breiten Spektrum von Anwendungsgebieten darbietet.

Unglücklicherweise wird durch die starken Warnungen, welche man zu einem Großteil pharmazeutisch, propagandistischen Ursprungs verorten kann, ein fader Beigeschmack erzeugt. Sich davon nicht abschrecken lassen und die erste Hürde nehmen, ist für viele der erste Schritt, in Richtung der Nutzung von DMSO.

Der Packungshinweis darauf, dass DMSO ein Lösungsmittel ist, bedeutet, dass es Lebensmittelqualität hat und generell geeignet zum Verzehr ist. Man darf nicht vergessen, dass aufgrund gesetzlicher Restriktionen DMSO nicht zum menschlichen Verzehr ausgewiesen werden darf.

Hartplastikcontainer sind generell sicher in der Anwendung. **Insbesondere Sprühflaschen - speziell solche aus Hartplastik, Glas oder Metall, sind der bevorzugte Weg um DMSO aufzutragen.**

Natürlich muss DMSO immer noch per Hand verteilt werden.

Sicherheit in der Anwendung

Die Sorge für Neulinge, die gerade mit der Behandlung von DMSO beginnen, ist, dass sie künstliche Verbindungen wie Lotion, Farbe von Kleidern oder Plastikprodukte unwissentlich lösen und so in ihren Blutkreislauf einführen.

Vorab sei gesagt, dass hier der Idealfall beschrieben wird um zu vermeiden, dass unnötigerweise ungewollte Substanzen mittransportiert werden. Es ist jedoch immer nach Zeit und Umständen zu beurteilen und ein gewisses Gottvertrauen vorauszusetzen, dass nicht jede Situation durch penible Vorarbeit kontrolliert werden kann. Soll heißen: Im Zweifel wird im Einzelfall die Welt nicht untergehen, wenn man einmalig DMSO per Plastiklöffel aufträgt oder die Hände nicht optimal gewaschen sind, jedoch sollte auf Dauer eher professionell, als unachtsam gehandelt werden.

Trotz alledem gilt bei Sauberkeit höchste Priorität.

DMSO professionell lagern

Von einer Lagerung in PET-Flaschen wird abgeraten, da sich hier Giftstoffe lösen.

Die Behälter in denen DMSO verkauft wird, können unter den meisten Umständen als sicher betrachtet werden, sofern es sich um Hartplastik in reinster Qualität, beziehungsweise Glas handelt. HDPE-Behälter gelten im Allgemeinen als sicher, da sie Bisphenol A oder andere Stoffe nicht auslagern. Beim Umfüllen ist unbedingt Glas zu bevorzugen, da Inhaltsstoffe von Plastikbehältern meist nicht bekannt sind.

Kontakt mit synthetischen Kleidern vermeiden

Bei der oberflächlichen Anwendung ist es optimal DMSO einziehen zu lassen, nachdem man es zur besseren Aufnahme einmassiert und einige Zeit abgewartet hat.

Sofern man Latex oder andere synthetische Handschuhe nutzen möchte, sollte man diese im Zweifel testen.

Es gibt zwei eindeutige und einfache Methoden, die Eignung der Handschuhe zu testen.

Zum einen kann man eine Fingerspitze des Handschuhs über Nacht in DMSO einweichen. Wenn nach 24 Stunden kein Schaden am Handschuh entstanden ist, ist der Test bestanden.

Zum anderen kann man etwas DMSO in die Innenseite des Handschuhs tropfen und selbigen für 24 Stunden einweichen lassen. Ist nach dem angegebenen Zeitpunkt kein Schaden entstanden, so ist der Test bestanden.

Auftragen mit unbedenklichen Materialien

Unbehandeltes Holz, rostfreier Stahl, Keramik oder Glas sind die Mittel der Wahl, was das Auftragen von DMSO angeht. Plastik oder irgendwelche anderen Materialien, die unter Umständen Synthetik enthalten, sind zu vermeiden.

Erst testen

DMSO kann die Haut irritieren, also sollte man es vor der ersten Anwendung auf einem kleinen Teil der Haut, zum Beispiel am Arm testen, um die eigene Sensitivität herauszufinden. Generell wird empfohlen, eine 70-prozentige Lösung auf der Haut zu testen. Bei besonderer Empfindlichkeit kann der Anteil auf 50 % DMSO in einer Flüssigkeit, einem Gel oder einer Creme gesenkt werden.

Jemand, der schnell trockene Haut hat, kann eine Mischung mit Aloe vera herstellen oder direkt beim Händler beziehen. Dies ist angeraten, da die Haut von DMSO etwas trockener wird und das Aloe-Gel automatisch rückbefeuchtet.

DMSO Anwendungshinweise: wie man DMSO oberflächlich aufträgt

DMSO-Anwendung kann mit den Händen direkt auf die Haut aufgetragen werden.

Wenn man es bevorzugt, nicht die Hände zu benutzen, kann man einen Wattebausch oder einen Pinsel benutzen.

Wenn man flüssiges DMSO anwendet, sollte man es 20 Minuten trocknen lassen, bevor man überschüssige Reste abwischt. Wendet man hingegen ein Gel oder eine Creme an, sollte man sicher sein, dass Selbiges jeweils eingezogen ist.

Hände und Anwendungsbereich gründlich säubern

Zum Waschen der Hände gehört in diesem Falle auch das Säubern unter den Fingernägeln. Rein als gute Angewohnheit und Vorsichtsmaßnahme im Umgang mit der oberflächlichen Anwendung von DMSO. Dies dient der Vorbeugung, falls sich irgendwelche schädlichen Substanzen in molekularer Größe unter den Nägeln befinden, die ansonsten durch DMSO in die Zellen eindringen könnten.

Nur solche Substanzen, die von sich aus die Haut durchdringen könnten, könnten somit schneller von DMSO transportiert werden. Bakterien und Viren sind zu groß, und somit nicht in der Lage, einzudringen. Bakterien können im Generellen in Verbindung mit DMSO nicht mehr als ein viertel Wachstum generieren.

Trockene und saubere Haut

Es ist wichtig, sich immer zu vergegenwärtigen, dass DMSO hochpotente Lösungseigenschaften besitzt und andere Substanzen entsprechend in Lösung bringen und diese transportieren kann. Man sollte also die Haut trocken wischen, bevor man Kleidung auf die Anwendungsstelle aufbringt.

Das einzig bekannte Material, welches bekanntermaßen Probleme bereitet, ist Acetat.

Es wird schnell zu einem Klumpen zusammenschrumpfen.

DMSO Dosierung

Wendet man DMSO zur Schmerzreduzierung an, trägt man es in einem größeren Radius auf die Stelle auf, wo sich der Schmerz befindet. Wenn beispielsweise das Knie schmerzt, ist es empfehlenswert, DMSO 15 cm über dem Knie, sowie 15 cm unter dem Knie aufzutragen - rund um den Schmerzherd.

Schmerzt die Hand, sollte DMSO bis zur Mitte des Unterarms aufgetragen werden.

Das meiste wird die Haut innerhalb von 15 Minuten durchdringen, wobei die Poren der Haut ungefähr für eine weitere halbe Stunde offenbleiben. Es ist angeraten, jeglichen Kontakt mit chemischen oder sonstigen schädlichen Substanzen für bis zu 3 Stunden nach der Anwendung zu vermeiden.

Da wir das Wirkprinzip von DMSO immer wieder hervorheben und in verschiedenen Situationen beleuchten, sei explizit betont, dass es keinen Grund gibt, sich übermäßige Sorgen zu machen, was die außergewöhnliche Fähigkeit Poren zu öffnen und die Haut zu durchdringen, angeht.

Andere, am Markt zugelassene Produkte, wie beispielsweise Nikotinpflaster oder Pflaster zur Schmerzbehandlung mit MSM und Capsicain für Arthritis, können auch die Haut durchdringen. Mit jedem dieser Produkte sollte man einen überschüssigen Kontakt der Haut mit schädlichen Substanzen vermeiden, nachdem man ein Pflaster, beziehungsweise den Wirkstoff im Generellen aufgetragen hat.

Wenn man nun DMSO auf die Haut auftupft, dann kann dies dafür sorgen, dass es weniger Hautirritationen gibt. Trotzdem wird Einreiben dabei helfen, dass es schneller wirkt und der Effekt lang anhaltender ist.

Je nach Auswirkung auf den individuellen Schmerz kann man die Dosis nun entsprechend erhöhen, bis der Schmerz sinkt.

DMSO Behandlung

Die Häufigkeit der Anwendung hängt davon ab, wie akut die Problematik sich darstellt. Handelt es sich um etwas Chronisches, wie

Arthritis oder um etwas Akutes, das nach der Ausheilung gewöhnlich nicht wiederkehrt, wie zum Beispiel ein verstauchter Knöchel.

Obwohl man generell sagen kann, dass DMSO in der Schmerztherapie seinen stärksten Effekt zeigt, wenn es bei akutem Schmerz angewandt wird, so ist ebenso Befreiung bei langfristigen Problematiken, wie Arthritis zu verzeichnen. In diesem Falle wirkt es insbesondere entzündungshemmend und senkt Autoimmunprozesse. Es schützt speziell davor, dass freie Radikale die Gelenksflüssigkeiten zerstören.

In akuten Zuständen ist es zumeist angeraten, dass man DMSO alle zwei bis sechs Stunden, unmittelbar nach Auftreten des Zustands aufträgt. Diesem Prozedere folgend, für die nächsten fünf Tage oder mehr, sollte es mindestens alle sechs Stunden aufgetragen werden. Dies ist eine sehr grobgranulare Empfehlung, die je nach individuellem Fall stark variieren kann, hier jedoch lediglich als etwaige Orientierung dienen soll.

Bei chronischen Zuständen kann man generell davon ausgehen, dass das Wirkprinzip sich ähnlich verhält, jedoch länger benötigt, bis ein spürbarer Effekt zu bemerken ist.

Man mag zwar eine unmittelbare Schmerzverbesserung wahrnehmen, es kann aber je nach Dosierung und Schweregrad des Zustands, sechs bis acht Wochen dauern, bis sich ein tiefer gehender Effekt einstellt.

Der Anwendungszeitraum, in dem die Anwendung von DMSO notwendig ist, variiert je nach Schmerzstufe. In einigen Fällen kann eine deutliche Verkürzung des Behandlungszeitraumes bewirkt werden, indem Injektionen verabreicht werden. Ein befähigter und dazu autorisierter Doktor kann DMSO intravenös verabreichen und dies mit der oberflächlichen Anwendung kombinieren. Solch geeignete Doktoren kann man unter Umständen am besten per Onlinerecherche auffinden.

Dr. Sonja Brecht

Dem Körper etwas Pause geben

DMSO wird vom Körper innerhalb von 24 Stunden ausgeschieden. Trotz alledem gilt in chronischen sowie auch in akuten Fällen, dass eine Langzeitanwendung von wohldosierten Pausen begleitet werden sollte. Zum Beispiel kann man zwei Tage in der Woche definieren, an denen man dediziert kein DMSO anwendet.

Wenn man DMSO in einer Langzeitanwendung verwendet, kann man nach einem längeren Zeitpunkt, wie beispielsweise nach sechs Monaten, einige Wochen pausieren. Ein weiterer denkbarer Wechselrhythmus wäre eine einmonatige Anwendung, alternierend mit einer einmonatigen Pause.

Dies sind Anregungen, welche mit dem betreuenden Arzt zu diskutieren sind.

5. Lagerung und Umgang

Dimethylsulfoxid-Produkte sind für Blasenentzündungen per Verschreibung über 20 % Anreicherung verfügbar. Bis zu 15 %, kann man es direkt beziehen.

Über den Tresen kann man es, wie erwähnt, als Lösungsmittel beziehen.

Sehr gute Recherche- und Bezugsmöglichkeiten gibt es über das Internet.

DMSO wird im Allgemeinen in einem Gel, einer Creme oder einer Flüssigkeit auf die Haut aufgetragen. Es kann oral oder als intravenöse Injektion verabreicht werden, oder in vielen Fällen zusammen mit anderen Medikamenten angewendet werden. Es wurde auch subkutan, intramuskulär, intraperitoneal, intrathekal, durch Inhalation, in das Auge, auf die Schleimhäute und in die Harnblase eingebracht. Stärken und Dosierungen variieren stark.

Wenn man nur mit Schmerzen oder einer Verletzung zu tun hat, verwendet man eine topische Anwendung. Trinken sollte man es nicht, wenn es nicht notwendig ist. Das Trinken ist für ernste Entgiftung und andere innere Notwendigkeiten.

DMSO als Flüssigkeit

Als Flüssigkeit gibt es DMSO in Flaschen oder Roll-On-Sticks. Für eine möglichst lange Haltbarkeit sollte die Flüssigkeit in einer Braunglas- oder einer HDPE-Flasche gelagert werden. Die Flasche sollte selbstverständlich gut, das heißt luftdicht verschlossen und ebenso vor Licht geschützt aufbewahrt werden.

In Gelform

Generell kann man DMSO in Gel einrühren. Oder es direkt zubereitet beziehen. Oftmals mit Aloe-vera-Gel gemischt.

Creme

In diesem Fall kann man auch Aloe als Basis nutzen, und zwar als Creme.

Dafür wird 1 Teil von DMSO abgemessen und 3 Teile Aloe vera-Creme hinzugefügt.

Diese beiden Komponenten können in einer Schüssel oder ähnlichem Behälter vermischt werden. Die Mischung wird nun in einen anderen Behälter für die einfache Nutzung und Lagerung gegossen. Die Lagerung findet in einem luftdichten Behälter, geschützt vor Hitze oder Sonnenlicht, statt. Der beste zu verwendende Behälter ist ein Glasbehälter mit einer dunklen Oberfläche. Dies hält das Sonnenlicht und andere Licht- oder Wärmequellen von der DMSO-Creme fern. Dieser Behälter ist an einem kühlen Ort aufzubewahren.

Nun kann die DMSO-Creme auf den betroffenen Bereich aufgetragen werden.

Eine zusätzliche Menge kann nach etwa einer Stunde der ersten Anwendung eingerieben werden. Man kann eine leichte Rötung bemerken, die normalerweise nach einiger Zeit verblasst. Das DMSO dringt nun schnell in die Haut ein, ohne Vertrocknung zu verursachen.

Temperatur

Für die DMSO–Lagerung ist eine Temperatur von 20 – 22 °C ideal, da die Flüssigkeit unterhalb von 18,5 °C gefriert und kristallisiert. Es wird dann zäh und wachsartig.

Wärmere Temperaturen sind generell nicht schädlich, bis zum Beispiel 30 °C, wobei lediglich die Haltbarkeitsdauer reduziert wird. Der Siedepunkt liegt bei circa 180 °C.

Bei Zimmertemperatur lagern

Schlussfolgerung: Hieraus lässt sich ableiten, dass es angeraten ist, DMSO bei Zimmertemperatur beziehungsweise über dem Gefrierpunkt zu lagern, sodass es bei einem notwendigen Einsatz direkt bereit zur Nutzung ist.

Für die Verwendung muss das Mittel flüssig sein. Daher muss es gegebenenfalls erwärmt werden. Dies geschieht zum Beispiel in einem warmen Wasserbad oder auf der Heizung. Durch eine Erwärmung in der Mikrowelle würde die Struktur der Substanz zerstört.

Für eine optimale Lagerung wird die Flüssigkeit in einer Flasche aufbewahrt. Diese sollte luftdicht verschlossen und vor Licht geschützt stehen. Sobald DMSO mit Luftfeuchtigkeit in Kontakt kommt, verdünnt es sich zu einer wässrigen Lösung.

Verpackungsaufdruck

Auf jeder Verpackung wird man den Hinweis finden, dass es sich um ein Lösungsmittel handelt, welches außerhalb der Reichweite von Kindern gelagert werden sollte und bei Kontakt mit den Augen sollte laut manchem Verpackungsaufdruck unverzüglich ein Arzt aufgesucht werden, wobei es eher angeraten scheint, mehrere Minuten sehr gründlich mit klarem, fließendem Wasser das halb geöffnete Augenlid zu spülen.

Es bestehen keine Fälle von speziellen Komplikationen in diesem Bereich, jedoch gilt beim Augapfel: Besser Vorsicht als Nachsicht, da es sich um ein höchst sensibles Organ handelt.

Speziell wenn man mit reinem DMSO, als unverdünnte Substanz arbeitet, ist der Stoff per Flüssigkeit oder auch Dampf reizend auf Schleimhäute und außerdem brennbar. Dämpfe oder Nebel sollten nicht unbedingt eingeatmet werden.

Unverdünnte Reinsubstanz

Unverdünntes DMSO ist aus den vorgenannten Gründen in gut schließbaren Behältern, außerhalb der Reichweite von Kindern, zu platzieren.

Auch Zündquellen und offene Flammen beziehungsweise heiße Oberflächen sind auf Distanz zu halten.

Reinheitsgrad

Der Reinheitsgrad sollte 99,9 % betragen.

Der Reinheitsgrad scheint in direkter Verbindung mit dem ausgesonderten Geruch zu stehen.

Lagerung von DMSO

Die DMSO–Lagerung wurde oben bereits beschrieben. Wässrige Lösungen mit DMSO lagert man auf dieselbe Weise. Bei Kombinationen mit anderen Stoffen gilt es, die Eigenschaften der Gesamtheit aller enthaltenen Wirkstoffe zu beachten. Einige Wirkstoffe reagieren sehr schnell miteinander und können sodann bei der Anwendung ihre gewünschte Wirkung verlieren. Dies ist beispielsweise bei DMSO und MMS der Fall.

Bei einer längerfristigen Aufbewahrung könnte die heilende Wirkung des MMS verloren gehen. Die Lagerung von wässrigen DMSO-Lösungen ist ansonsten jedoch problemlos über einen längeren Zeitraum möglich. In saubere Flaschen abgefüllt, können die unterschiedlichen Verdünnungen über eine lange Zeit verwendet werden. Hierbei ist es hilfreich, die Flaschen entsprechend mit Datum und Anreicherungsgrad beziehungsweise den jeweiligen Inhaltsstoffen zu beschriften. So hat man in jedem Fall die passende Mischung zur benötigten Anwendung parat.

Wässrige Verdünnungen

Zur Herstellung von Verdünnungen oder in Kombination mit anderen Mitteln kann man bedenkenlos Glas- beziehungsweise Porzellangefäße verwenden.

Behälter und Zubehör gehören zur Grundausstattung, wenn man selber verdünnen / mischen möchte. Vorausgesetzt, man strebt an, weitere Mischungen mit anderen Stoffen herzustellen, sollte man in der Lage sein, dies professionell umzusetzen.

Pipetten, Gläser / Messbecher, Spritzen oder Dispenser sind das notwendige Basismaterial, damit genau die gewünschte Wassermenge, mit der Menge an DMSO beziehungsweise anderen Substanzen gemischt werden kann.

So kann zum Beispiel aus einem Messzylinder eine entsprechende Menge abgemessen und aufgenommen werden. Das geschieht im optimalsten Falle per Pipette, sodass äußerste Sauberkeit gewahrt wird. Einmalpipetten aus der Apotheke, mit Milliliterangaben können problemlos mehrfach verwendet werden. Ebenso kann man Glaspipetten dauerhaft anwenden. Für Letztere muss man entweder noch den dazugehörigen Gummiball mit ordern oder sich gleich eine funktionale Einheit zulegen.

Es sei angemerkt, dass sogenannte graduierte Pipetten, bis zum Bodenrand hinausreichen, wohingegen gewöhnliche Pipetten nicht den letzten Rest aus einer Flasche herausziehen können, es sei denn, man führt ein Manöver durch, bei dem der Behälter auf irgendeine Weise schräg gehalten wird.

Wenn man dauerhaft mit DMSO zum Eigengebrauch in größeren Mengen arbeitet oder als Heilpraktiker beruflich, empfiehlt es sich, einen Dispenser anzuschaffen, mit dem man sicher und genau die gewünschten Mengen unkompliziert abfüllen kann.

Da sich die Anschaffung eines solchen im Normalfall nicht gerade günstig gestaltet, bietet sich folgende Lösung an: Mit einem simplen Schlauch, der an einen Adapter angeklemmt wird, kann man Spritzen wie in Arztpraxen üblich, bequem und professionell aufsetzen und wieder abnehmen. Der Schlauch kann flexibel zurechtgeschnitten werden und muss nicht mehr als wenige Millimeter Durchmesser betragen, sodass er knapp den Boden berührt.

Das Schlauchende kann man nun zum Beispiel in den Flaschen- oder Kanisterkopf durchführen oder in die obere Wand einführen. Nach der Benutzung muss nun lediglich darauf geachtet werden, dass die Flasche entweder durch Schließen mit einer Kappe oder dem Aufsetzen einer Spritze luftdicht abgeschlossen wird.

Wärmeentwicklung bei der Mischung mit Wasser

Man sollte sich bewusst sein, dass bei der Mischung zwischen DMSO und Wasser eine entsprechende Energie durch die entstehende Reaktion freigesetzt wird, was sich in Form von Wärme äußert.

Es lässt sich eine Erwärmung vom jeweiligen Gefäß und der Lösung feststellen. Es besteht meist jedoch keine Notwendigkeit, bis zur Anwendung herunter zu kühlen, da die Wärme oftmals eher als angenehm empfunden wird.

Nachdem nun ausreichend Wissen über Eigenschaften, Wirkweise, Lagerung und Mischung sowie Methoden besteht, scheint es angebracht, im nächsten Schritt die Anwendung von DMSO zu diskutieren.

6. Darreichungsform für DMSO

Orale Verabreichung

DMSO sollte nicht oral eingenommen werden, solange es nicht mit mindestens 200 ml Wasser oder Saft gemischt ist. Dies gilt auch für DMSO-Dämpfe, die nicht eingeatmet werden sollten, auch nicht in angemischtem Spray.

Sogar auf 70 % verdünntes DMSO kann Dehydration, also Austrocknung im Darm verursachen, sofern es nicht mit genügend Flüssigkeit gemischt ist.

Man sollte in Erinnerung behalten, dass es sich in diesem Fall um 99,9 Prozent reines DMSO handelt, welches mit 30 Prozent destilliertem Wasser gemischt ist.

DMSO sollte nicht dauerhaft innerlich, ohne Pause, eingenommen werden. Selbst wenn es mit genügend Flüssigkeiten gemischt wird, kann es Magen-Darm-Probleme verursachen.

Intravenöse Anwendung

Bei intravenöser Gabe oder einer hohen Dosierung können zeitweise Kopfschmerzen auftreten.

Es ist außerdem zu beachten, das DMSO ein potentes Diuretikum ist, welches eine Ausschwemmung von Wasser bewirkt. Dies gilt für den menschlichen wie tierischen Körper und geschieht durch die Niere, speziell, wenn es intravenös angewandt wird.

Oberflächliche Auftragung

Man kann bei Verabreichung von größeren Mengen über die Haut, an den Beinen beispielsweise, eine höhere Konzentration auftragen, als an empfindlichen Schleimhäuten.

Zum Beispiel kann das für Beine bedeuten, dass mehr als zwei Drittel Anteil der gewählten Mischung aus DMSO besteht.

Behandelt man Gelenke oder Muskeln, die sich in der Nähe des eher sensitiven Rumpfes befinden, kann man in etwa eine Ein- bis Zweidrittellösung anwenden, wobei Sportverletzungen in den Armen und Beinen ebenso mit einer circa ⅔-Lösung behandelt werden können.

Offene Hautstellen oder Ohren- und Nasentropfen dahingegen sollten eher als Ein- bis Zweidrittellösung angewendet werden, wobei der gesunde Menschenverstand gebietet, dass man bei sensiblen Stellen oder Umständen auch unter Einbeziehung der Sensitivität der jeweiligen Personen, eine Entscheidung trifft. Hier werden also bewusst Angaben als Richtwert gegeben.

Ein extremes Beispiel sind zum Beispiel Warzen, die man mit einer 80 – 90 %-Lösung per Wattestäbchen oder Zahnstocher betupfen kann.

Am Auge kann man nach Empfehlungen von Walker per 5 %-Lösung gute Ergebnisse erzielen. Praktisch empfiehlt sich hier eine Mischung einer entsprechend großen Menge zum Beispiel auf einen Liter NaCl (Natriumchlorid / Kochsalz). Somit spart man sich den Einsatz einer Feinstwaage und ein eher riskantes - das heißt fehlerhaftes, prozessuales Vorgehen.

Innerliche Anwendung

Nasentropfen oder Ohrentropfen können sehr einfach mit DMSO hergestellt und entsprechend innerlich angewendet werden. Gehörgangsentzündungen, verstopfte Nasennebenhöhlen und andere problematische Umstände können erfolgreich behandelt werden. Übliche Pipetten- oder Sprühflaschen bieten sich zum Dosieren an. Die 10-ml-Standardversion in Braunglas ist vollkommen geeignet für die übliche Anwendungsdauer, wobei bei einem langfristigen Einsatz gegebenenfalls größere Gebinde nützlicher sind.

Es ist angeraten, bei Nasentropfen eine höhere Verdünnung zu wählen und zunächst den Einsatz an der sensitiven Schleimhaut auszuprobieren. So sind 25 % als ein guter Richtwert anzusehen. Je nach individueller Empfindlichkeit und dem Zustand der Nasenschleimhaut kann selbstverständlich noch weiter runterdosiert werden. Ein Kribbeln begleitet oft das erste Auftragen in der Nase. Wenn sich der Nutzer an die Anwendung gewöhnt hat, kann die Dosis entsprechend erhöht werden, bis auf 30 oder 40 %.

Es empfiehlt sich, den Kopf wie beim Einführen von Nasentropfen im Allgemeinen, zurückzulegen und die Nase vor der Anwendung mit warmem Dampf aufzuwärmen und die gesamte Gegend der Nebenhöhlen zu massieren. Etwas Warmes vor der Anwendung zu trinken, bevorzugt etwas Schleimlösendes wie Zitrone, ist sicherlich förderlich.

Ohrentropfen bei Gehörgangekzemen und Entzündungen anwenden

Bei Seitenlage werden ein bis zwei Tropfen der jeweiligen Lösung eingeträufelt. Es ist mit dem gleichen Juckreiz der durchblutungsfördernden Wirkung zu rechnen, der bei einem ohnehin entzündeten, juckenden Ohr, eine deutliche Irritation hervorrufen kann.

Wenn die ersten Minuten ausgestanden sind und man sich diszipliniert von allem Kratzen abhalten konnte, kann man in der darauffolgenden Zeit mit deutlichen Verbesserungen rechnen. Selbstverständlich muss das Ohr vorher, so gut es geht, gereinigt werden. Gegebenenfalls mit einem Öl etwaige Krusten einweichen und mit warmem Wasser spülen, je nach Umständen.

Eine andere Anwendungsmöglichkeit, die in diesem Zuge mit aufgeführt wird, ist das Eintropfen im Bauchnabel. Es handelt sich hierbei um Narbengewebe, was bei manchen Personen ein Störfeld darstellt, wo man jedoch durch den Einsatz von DMSO in vielerlei Hinsicht ganzheitlich profitieren kann. Der Bauchnabel stellt im Ayurveda und anderen traditionellen Medizinsystemen eine besondere Schnittstelle dar, die für den Fluss von feinstofflichen Energien bedeutsam ist. Es ist also ratsam, besonders bei operativen Eingriffen in dieser Gegend, entsprechend nachzubehandeln. Eine hohe Dosis ist hier möglich, da es sich um gefühlsarmes Narbengewebe handelt.

Intravenöse Injektionen von DMSO

Wenn man DMSO intravenös verabreichen möchte, so ist zunächst einmal zu sagen, dass in Deutschland eine subkutane, das heißt, unter der Haut verabreichte oder in den Muskel zugeführte Lösung, nur einem Arzt oder Heilpraktiker gestattet ist. Es gibt für die Verabreichung fertige Ampullen zu kaufen oder die Möglichkeit, selbst anzumachen beziehungsweise abmischen zu lassen. Nebenwirkungen, wie der oftmals berichtete Schüttelfrost, ist nach Einschätzungen von Experten überwiegend auf Fehler bei der Zubereitung der Lösungen zurückzuführen. Die Sauberkeitsregeln, die allgemein gelten, sind für Injektionslösungen ausnahmslos zu beachten.

Sauberer Arbeitsplatz, saubere Arbeitsmaterialien, Kittel, Einmalhandschuhe, Haube, Mundschutz. Alternativ kann man die Lösung auch bei einem Labor herstellen lassen.

Wenn man in Eigenregie vorgeht, ist als Grundstoff für alles Weitere DMSO in reiner Form notwendig. Einzeln verpackte Nano-Filter sind dann anzuwenden, nachdem man das DMSO auf 70 bis 90 Grad Celsius erhitzt. Zur Messung der Temperatur kann man einen Laborthermometer nutzen oder mit einem Infrarot-Thermometer, ohne direkte Berührung messen. **DMSO ist leicht entzündlich und nicht auf offener Flamme zu erhitzen. Insgesamt sollte man es nicht zu stark beziehungsweise auf zu starker Temperatur erhitzen.**

Die Filterung des DMSO kann man dann per Spritzen und Filter durchführen. Es sind verschiedene Größen verfügbar, die man am besten mit dem jeweiligen Hersteller abstimmt. DMSO ist recht schwer durch diese feinporigen Filter zu pressen. Es wird dadurch erleichtert, wenn man DMSO zuvor mit sterilem Wasser verdünnt. Zum Beispiel auf 25 Prozent. Ein Teil DMSO mit drei Teilen Wasser ergeben ein solches Verhältnis. Die somit dünnflüssig angemischte Lösung lässt sich schneller durch das Sieb pressen.

Falls die Lösung nicht sofort angewendet wird, muss sie lichtgeschützt und luftdicht verschlossen aufbewahrt werden.

Wendet man eine Infusion bei Pferden an, sollte die Gesamtkonzentration nicht mehr als 13 % betragen. Beim Menschen gilt die Faustregel, dass 1 Gramm DMSO je Kilogramm Körpergewicht nicht überschritten werden sollte.

Füllt man 10 ml DMSO in 1000 ml NaCl-Lösung ein, hat man eine 1 %-Lösung.

Orale Aufnahme durch Trinken

Eine entsprechend angemischte Lösung von DMSO zu trinken, ist einfach und unkompliziert, im Gegensatz zum äußerlichen Auftragen, wo diverse Sauberkeitsregeln beachtet werden müssen und man mit Kleidung und Applikatoren hantiert.

Die übliche orale Dosis von DMSO ist ein Teelöffel DMSO pro Tag, 70 % (Morton, 1993). Aber da es Entgiftungsreaktionen auslösen kann, und die gesamte Ausscheidung von DMSO aus dem Körper mehrere Tage dauern kann, ist es am besten, dies nur einmal pro Woche zu tun. Beginnen sollte man mit einem halben Teelöffel DMSO 50 % und erhöht auf einen Teelöffel DMSO 70 %, nur, wenn eine mögliche Entgiftungsreaktion gut vertragen wird.

Dr. Sonja Brecht

Genügend Zeit zum Auftragen einplanen

Im Allgemeinen sollte genug Zeit zum Auftragen von DMSO auf die Haut eingeplant werden, da das Einreiben zur besseren Aufnahme beziehungsweise auch das Einwirkenlassen eine entsprechende Dauer benötigt, bis die Haut wieder vollkommen trocken ist.

Trägt man im Mund, der Nase, in den Ohren oder im Auge auf, bedarf es keiner dedizierten Zeitspanne zur Einwirkung.

Achtung ist geboten, wenn Teppiche, Möbel oder andere Dinge aus Versehen per Tropfen getroffen werden können.

Das ist vor allen Dingen deswegen der Fall, weil DMSO in der Regel in einer wässrigen Lösung vorliegt.

Darum sollte man sich entsprechend teilweise entkleiden und in eine stabile Position begeben, bevorzugt also sitzend oder liegend, mit unterliegenden Tüchern beziehungsweise Laken.

Ein Gläschen mit einem Pinsel wäre im besagten Falle sicherlich angebracht. DMSO, in welcher Form auch immer, muss nicht triefend nass aufgebracht werden, es reicht eine dünne Schicht. Am Einfachsten ist meist das Auftragen per Sprühflasche.

7. Nebenwirkungen

Nebenwirkungen bei der Anwendung von DMSO bei Menschen.

Dimethylsulfoxid hat zwei potenzielle Nebenwirkungen:

1. Der Atem und Körper kann unangenehm riechen. Etwa nach Knoblauch. So zumindest beschreiben es die meisten Anwender. Manch einer sagt, es rieche nach Mais. Es kann sich hierbei um eine Lappalie handeln oder je nach Heftigkeit beziehungsweise Empfindlichkeit des Riechorgans, auch um eine erhebliche Störung. Der Geruch verschwindet selbstverständlich nach Absetzen des Mittels. Es wird beschrieben, dass der Reinheitsgrad eine signifikante Auswirkung auf diesen Effekt hat. Je reiner, desto seltener / schwächer ist der Geruch - und umgekehrt.

2. Man könnte, wie bei jedem Stoff, den man anwendet, eine allergische Reaktion an der Stelle erleiden, auf der man es oberflächlich aufträgt. Das könnte eine Schwellung, Rötung oder Entzündung sein. Das ist extrem selten und tritt ungefähr so häufig auf, wie auch bei anderen Substanzen, wie beispielsweise "Aspirin". Manches Mal wird auch ein harmloses Kribbeln berichtet.

Dem Geruch entgegenwirken

Dem starken eigenen Körpergeruch entgegenzuwirken, kann man zum Beispiel bei Auftragen des DMSO etwas ätherisches Öl in Reinform beifügen. Bei äußerlicher Anwendung zum Beispiel per Wattebausch, könnte man einen Tropfen ätherisches Pfefferminzöl auf den Wattebausch hinzuzufügen, um den knoblauchähnlichen Geruch zu neutralisieren.

Wenn man eine Rosenduft-DMSO-Creme verwendet, besteht die Möglichkeit, dass niemand den DMSO-Knoblauchgeruch riechen kann.

Schwangerschaft

Die folgende Information bezieht sich auf die Anwendung von DMSO in der Schwangerschaft und ist hypothetischer Natur, da es bis dato keinerlei Problemfälle in diesem Zusammenhang gab. In jedem Falle sollte man sich vor der Anwendung mit seinem Arzt oder Heilpraktiker entsprechend abstimmen.

Dies gilt insbesondere, da DMSO die Wirkung von anderen Medikamenten im Körper betreffen kann, also sollte der behandelnde Arzt zumindest informiert werden.

Während man sich in der Schwangerschaft befindet oder stillt, sollte man, wenn nicht unbedingt notwendig, eher auf die Anwendung verzichten. Dies wird aus dem Blickwinkel betrachtet, dass sogar geringe Mengen an Koffein und Alkohol schlimme Auswirkungen nach sich ziehen können. Warum also das Risiko eingehen, wenn nicht notwendig?

Das Forschungsmaterial betreffend DMSO und Schwangerschaften ist leider aufgrund der geringen Aufmerksamkeit der finanzstarken Unternehmen recht spärlich.

Langzeitwirkungen

Wie bei jedem Mittel, das man für lange Zeit zu sich nimmt, sollte man periodisch die generellen Organfunktionen prüfen lassen, um mögliche Wechselwirkungen erkennen zu können. Ein entsprechendes Blutbild, vor Nutzung mit DMSO und nach sechs Monaten Anwendung, kann auch aufschlussreiche Informationen liefern.

Wechselwirkung mit anderen Mitteln

Wie häufig beschrieben, kann DMSO die Wirkung von anderen Mitteln verstärken. Dies gilt selbstverständlich auch für die Nebenwirkungen. Das ist je nachdem auch bei der Nutzung von Alkohol und Drogen der Fall. Selbst geringe Mengen können in diesem Falle zu deutlich stärkeren Effekten führen. Falls man eine absehbare Nutzung von anderen Mitteln jeglicher Art plant, sollte man sich im besten Falle mit seinem Arzt abstimmen und mögliche Wechselwirkungen ansprechen.

Wenn man Auto fahren möchte oder andere Dinge tut, die volle Aufmerksamkeit erfordern, ist dies umso gewissenhafter zu behandeln.

So sollte DMSO zum Beispiel nicht mit dem Mittel Sulindac verabreicht werden.

Andere mögliche Probleme

1. Während es helfen kann, Wunden schneller zu heilen und Narbengewebe zu reduzieren, wird manches Mal angegeben, es soll nicht unbedingt auf infizierten Wunden angewendet werden. Der Autor kann dies nicht bestätigen, da Bakterien oder Viren zu groß sind, um ins Gewebe transportiert zu werden, und DMSO insbesondere mit anderen wundheilenden Mitteln, wie zum Beispiel ätherischem Lavendelöl sowie Myrrheöl, in guter Qualität, die infizierte Wunde in kurzer Zeit heilen kann.

Aufgetragen bei einem 5-jährigen Jungen, der eine pochende, infizierte, schmerzhafte Wunde am Finger hatte, hat DMSO die erbsengroße, eitrige Wunde über Nacht so eindrucksvoll komplett verheilen lassen, dass lediglich die verschrumpelte Haut, welche den Eiter gehalten hat, zurückblieb.

2. **Nicht für "Poison Ivy" oder "Poison Oak" nutzen, beziehungsweise** für Insektenstiche, da es die Substanzen unter Umständen noch weiter transportiert. Auch hier könnte unter Abwägung der Umstände

und Risiken ggf. eine Kombination mit anderen Mitteln erfolgen.

3. **Keine Lagerung in der Nähe mit giftigen Substanzen.** Am besten hält man sich vor und nach der Anwendung für einige Stunden gänzlich von giftigen Substanzen fern.

Sollte man einmal aus Versehen etwas Giftiges über eine mit DMSO behandelte Stelle vergossen haben, sollte man nicht in Panik verfallen. Einfach umgehend mit Seife und Wasser abwaschen.

8. Krankheitsbilder und Therapieformen

8.1 Anwendung in der Krebstherapie

Klinische Anwendung und Theorie der sogenannten DMSO-Potenzierungstherapie. Die DMSO-Potenzierungstherapie nutzt DMSO, um einer Chemotherapie zu erlauben, direkt Krebszellen "anzuvisieren", indem die Membranen der Krebszellen durchlässig gemacht werden. Dies ist extrem erfolgreich, jedoch bleibt die Schulmedizin konstant ignorant gegenüber den Möglichkeiten, die DMSO in der Krebsbehandlung bietet.

Die Problematik ist hierbei wohl darin zu finden, dass weitaus weniger Chemomedikamente benutzt werden müssen. Es handelt sich um ein Zehntel der üblichen Dosis. Also auch nur ein Zehntel des Umsatzes für die Pharmaunternehmen.

In den USA hat ein Doktor in seiner Krebsklinik DMSO in der Krebsbehandlung benutzt und tatsächlich sehr geringe Mengen an Chemomedizin, in Kombination mit DMSO benutzt. Auf diese Weise konnten weitaus mehr, durch Krebs entartete Zellen, getötet werden, bei gleichzeitiger Reduzierung des Schadens für nicht entartete Zellen.

Dem vorgenannten Doktor wurde die Lizenz zum Praktizieren entzogen.

Auch wenn diese Therapie standardmäßig nicht verfügbar ist, wird zwecks Aufklärung und Aufzeigen von Optionen und dem besonderen Leistungspotenzial von DMSO, hier näher darauf eingegangen.

Das Buch: "Treating Cancer with Insulin Potentiation Therapy", Ross A. Hauser, Marion A. Hauser, stellt mehr Informationen über DMSO zur Verfügung (siehe z.B. Seiten 152 - 153).

Dr. Sonja Brecht

Einführung

Um ein generelles Verständnis zur Krebstherapie zu gewinnen und eine Einschätzung von DMSO als Bestandteil dieser Therapie vornehmen zu können, sei hier zunächst etwas Basiswissen diskutiert. Sogenannte Positronen-Emissions-Tomographie (PET) gehört zu den bildgebenden Untersuchungsverfahren, um Krebs zu diagnostizieren. Dem Patienten wird hierbei eine Lösung von radioaktiver Glukose verabreicht. Da Krebs mehr als 15 Mal so viel Glucose als normale Zellen konsumiert, werden die Krebszellen auch mehr als 15 Mal so viel radioaktiv markierte Glukose aufnehmen.

Das resultierende Ergebnis wird sein, dass im Ultraschall der Positronen-Emissions-Tomographie, die Krebszellen angezeigt werden.

Die klassische Schulmedizin weiß also, wie Krebszellen markiert werden können.

Eine Chemotherapie wird jedoch nicht nur auf diese markierten Zellen abzielen, sondern auch auf Gesunde. Wenn man anstelle von Glukose, DMSO verwendet, ändert sich das gesamte Spiel um wichtige Nuancen.

Wie genau kann DMSO in der Krebstherapie unterstützen?

1. Das DMSO "bindet" sich chemisch mit verschiedenen Arten von Chemomedikamenten. „DMSO kann Adriamycin, Vinblastin, 5-fluorouracil (z.B. 5-Fu) und Cisplatin binden", so die Aussage der "Oregon Health Sciences Universität".

2) DMSO wird immer Krebszellen markieren, und

3) im Weiteren die Chemomedizin in die Krebszellen reinziehen, und

4) die eigentliche Chemotherapie, welche nun in der Lage ist, die eigentlichen Krebszellen anzusteuern, wird die Krebszellen töten.

Normalerweise zielt eine Chemotherapie ausschließlich auf schnell wachsende Zellen ab, also nicht explizit Krebszellen, sondern lediglich solche, die schnell wachsen. Mit dieser Art und Weise der Therapie werden erstmals lediglich Krebszellen angegriffen, womit schon sehr geringe Dosen von Chemotherapie ausreichen und wie angekündigt, ohne Nebenwirkung daherkommen.

Sich dies vor Augen führend, sei hervorgehoben, dass die meisten Patienten an den Komplikationen einer Operation, der Bestrahlung selbst oder der Chemotherapie sterben.

Auf diese Weise können Ärzte oft nicht genügend Chemotherapie verabreichen, um Krebs zu besiegen, bevor die Nebeneffekte den Patienten besiegen.

Leider ist es nicht monetär förderlich, für die Führer der Gesellschaft, sondern im Gegenteil hinderlich für deren Wahlkampf und Nebeneinnahmen, wenn die Elite der Medizinunternehmen, weniger Krankenhausaufenthalt, weniger Doktorbesuche, weniger Medizinabsatz und andere Einbußen zu verzeichnen haben. Nicht zu vergessen, die ins Exorbitante schießenden Versicherungssummen, die mit Krebs in Verbindung stehen.

Das System ist einfach darauf ausgelegt, dass Krebs als Bestandteil der heutigen Gesundheit des Menschen wohlwollend akzeptiert wird.

Ein gutes Beispiel dafür ist, dass bereits in den 40er-Jahren eine Möglichkeit zur Eliminierung von Krebs entdeckt wurde. Es handelt sich hierbei um die sogenannte Insulin-Potenzierungs-Therapie. Krebs kann tatsächlich mit Insulin behandelt werden, indem Insulin Krebszellen markiert und Chemomedizin in das Innere der Zellen führt.

In den Anfangsstadien dieser Therapieform mussten Menschen noch ins "Insulinkoma" befördert werden, damit die Therapie wirksam ausgeführt werden konnte.

Heutzutage ist dies nicht mehr nötig, trotz alledem wird auch diese Therapieform ignoriert.

In den 60er-Jahren kam dann mit DMSO ein fortgeschrittenes Produkt, was nicht nur die Zellen effektiv markiert, sondern auch die Chemie, zur Bekämpfung der Krebszellen zuverlässig an sich bindet.

Ein Farbstoff Hämatoxylin in Kombination mit DMSO, hat die Eigenschaft, spezifisch und ausschließlich Krebszellen anzusteuern, ohne andere Zellen zu markieren.

In einer entsprechenden Studie haben beide Stoffe kombiniert, extrem erfolgreich abgeschnitten. Wie auch immer wurde leider auch Chemotherapie in dieser Studie benutzt, sodass nicht ausschließlich gesagt werden kann, ob nun die Kombination von DMSO und Hämatoxylin oder von DMSO und Chemotherapie, den Erfolg hervorgerufen hat.

In jedem Falle kann gesagt werden, dass DMSO und Hämatoxylin, beide reine, ungiftige Naturstoffe sind, die von Bäumen gewonnen werden. Es handelt sich hier zweifelsfrei nicht um eine Therapie, die man im Selbstversuch ausprobieren sollte. Starke innere Blutungen können in Einzelfällen auftreten. Es geht weit über den Umfang dieses Buches hinaus, die Anwendung dieser Behandlung im Detail aufzuführen.

Der springende Punkt ist, dass die DMSO-Potenzierungs-Therapie existiert und leider bis dato keine weitere Forschung diesbezüglich stattgefunden hat. Aufklärungsarbeit, wie die im vorliegenden Buch, ist also ein großer Dienst für die Verbreitung dieses Wissens, was unglaublich vielen Menschen helfen kann. Auch der Leser kann sich also sehr einfach durch das Sprechen darüber, positiv beteiligen.

In späteren Studien wurde herausgefunden, dass DMSO ein extrem guter Verstärker von Adriamycin, Cisplatin, 5 Fluorouracil, Methotrexat und anderen ist. Für mehr Informationen über DMSO und Chemotherapie können in dem folgenden Buch Details gefunden werden:

"The Original DMSO and Hämatoxylon Journal Article"

Eine andere Substanz, die Krebszellen markieren kann, ist Folsäure

Die Optionen im Kampf gegen Krebs werden um ein Vielfaches erweitert, indem DMSO eine Menge Substanzen in die Zellen schleusen kann. DMSO kann sogar die Blut-Hirn-Schranke spielerisch überwinden.

Andere erfolgreiche Kombinationen mit DMSO stellen Wasserstoffperoxid (siehe Donsbach), Cäsiumchlorid, MMS, MSM und andere dar.

Ob man nun DMSO in einer voll dosierten Chemotherapie anwenden sollte oder nicht, bleibt an dieser Stelle leider offen, weil weitere Studien unterbunden wurden.

Generell kann gesagt werden, dass DMSO nur an einige Mittel andockt, somit also nicht jede Therapie gleich erfolgreich sein wird. Es wird von einigen Fällen berichtet, wo Patienten auf eigenes Risiko DMSO neben der Chemotherapie angewandt haben, wobei jedoch weder besondere Erfolge, noch Probleme zu verzeichnen waren.

8.2 Down-Syndrom und der Effekt von DMSO

Es ist weniger bekannt, dass DMSO als Konservierungsmittel für Knochenmark und Stammzellen benutzt wird. Bereits angesprochen wurde die Fähigkeit, die Blut-Hirn-Schranke zu passieren. Somit bietet sich an, DMSO als "Schlepper" zum Transport von Medikamenten zum Hirn von Down-Syndrom-Patienten zu benutzen. Aminosäuren und andere Nährstoffe können so direkt zum Gehirn transportiert werden, um die dort betroffene Aktivität eines gestörten Metabolismus zu unterstützen.

Eine mexikanische Klinik beschreibt dies als "Weinstein-Turkel-Methode", obwohl diese beiden Doktoren in einer entsprechenden Studie dazu nicht direkt benannt werden.

1975 wurde 31 Kindern, welche von Down-Syndrom betroffen waren, die Aminosäuren GABA und GABOB, sowie Acetyl, Glutamin und Arginin, intramuskulär verabreicht. Die Injektionen wurden entweder täglich oder in alternierendem Rhythmus gegeben, was jeweils vom Alter des Kindes abhängig gemacht wurde.

Der Gesamtzeitraum betrug 90 Tage, wobei im Anschluss an diese Periode 30 Tage Pause eingehalten wurden. Während der Pause wurden die Aminosäuren nur oral, jedoch ohne Beigabe von DMSO und Injektionen verabreicht. Auch hierbei wurde das Alter der Kinder entsprechend mit einbezogen.

Psychologische Tests, physische Übungen und Laborstudien wurden zur Analyse eingesetzt

Die Gruppe der so behandelten Kinder, wurde verglichen mit einer Gruppe von Kindern, die ebenso Down-Syndrom aufwiesen, jedoch keine Behandlung erhielten. Es ist ein wichtiger Umstand, den es im Allgemeinen im Umgang mit Studien zu DMSO, anzuerkennen gilt.

Es ist fast gänzlich unmöglich, Doppelblindstudien im Zusammenhang mit DMSO durchzuführen, da der Geruch, welcher als Nebenwirkung vom Körper ausströmt, unausweichlich wahrnehmbar wird.

Physische Eigenschaften verbessert

Es wurde festgestellt, dass physische Eigenschaften von Kindern, die unter 3 Jahren alt sind, eine Verbesserung erfahren haben. Auch auf die generelle geistige Entwicklung hat sich die Gabe von DMSO entsprechend positiv ausgewirkt. Motorische und soziale Fähigkeiten inbegriffen.

Komplikationen sind beim Einführen der Injektionen aufgetreten, wobei zwei Abszesse aufgetreten sind.

Man kann bei dieser Studie leider nicht mit absoluter Sicherheit sagen, dass eine Unbefangenheit der durchführenden Studienleitung gegeben war, da eben eine offensichtliche Unterscheidung zwischen nicht behandelten und unbehandelten Kindern feststellbar war. Außerdem wäre es wünschenswert, mit einer größeren Anzahl an Kindern, über einen längeren Zeitraum die Studie durchzuführen.

Eine weitere Studie zum Thema wurde ebenso in 1975, in den USA durchgeführt.

Fokus in dieser Studie waren geistige Behinderungen mit dem Hauptproblem mit verlangsamten kognitiven Abläufen. In diesem Falle wurden keine Aminosäuren zugeführt.

Kinder mit Down-Syndrom waren ebenfalls Bestandteil dieser Studie. Es ist nicht bekannt, wie viele Kinder aus der Studie Down-Syndrom geschädigt waren.

Auch hier wurde davon berichtet, dass es unmöglich war, eine doppelblind durchgeführte, Placebogruppe als Bestandteil der Studie einzubauen, da auch hier der Effekt des knoblauchartigen Geruchs auftrat. Anstelle dessen wurden eine Gruppe mit einer hohen Dosis und eine Gruppe mit einer niedrigen Dosis in die Studie eingebaut. Die Gruppe mit der niedrigen Dosis bekam gerade genug DMSO, um den charakteristischen Geruch zu produzieren. Zusätzlich wurde eine nicht dosierte Gruppe von Kindern, zum Vergleich herangezogen.

Es wurden generell keine messbaren Nebenwirkungen festgestellt. Die Autoren haben verschiedene Tests durchgeführt, um Sprache, Motorik und Verhalten auf den Grad der entwickelten Fähigkeiten hin zu überprüfen.

Die Ergebnisse sprechen eine eindeutige Sprache. Am meisten Nutzen von der Behandlung, in Zusammenhang mit den gemessenen Faktoren, profitieren diejenigen Kinder, welche am meisten von der verabreichten Dosis erhielten. Die Kinder, die eine niedrigere Dosis erhielten, machten etwas Fortschritt, wobei in der nicht therapierten Gruppe verschwindend geringe Änderungen feststellbar waren.

Es wäre wünschenswert, wenn diese Ansätze von Studien fortgeführt und intensiviert werden.

Gleiches gilt für Autismus, wozu auch positive Berichte in der Behandlung mit DMSO bekannt sind.

8.3 DMSO und Gewichtsverlust

Fettleibigkeit bedeutet nicht immer Krankheit.

Es gibt in der Tat viele fettleibige Personen, die in außergewöhnlicher Gesundheit bleiben.

Auf der anderen Seite haben viele Menschen, sogar mit normalem Gewicht, die üblichen Stoffwechselprobleme, die im Zusammenhang mit Gewichtsproblemen auftreten.

Das ist oftmals auch dann der Fall, obwohl das Fett unter der Haut nicht so massig ist (nicht aus gesundheitlicher Sicht, sondern meist eher aus kosmetischer Sicht).

Es ist das Fett in der Bauchhöhle, das Bauchfett, das die größten Probleme bereitet.

Wenn Sie viel Fett in diesem Bereich haben, auch wenn Sie nicht wirklich schwer sind, dann können einige Maßnahmen ergriffen werden, um es loszuwerden.

Bauchfett wird in der Regel durch die Bestimmung des Bereiches um die Taille bestimmt. Dies kann schnell mit einem einfachen Maßband im Haus erledigt werden.

Alles, was über 40 cm (102 cm) bei Männern und 35 cm (88 cm) bei Frauen ist, ist im problematischen Bereich.

Egal, welche Methoden zur Verbrennung von Fett, zum Beispiel bei Adipositas oder Cellulite gewählt werden, es kann DMSO zur Unterstützung des Abtransports von altem Zellmaterial verwendet werden, welches sich angesammelt hat und außerdem um Mittel, wie zum Beispiel ätherisches Orangen- und Zitronenöl tiefer in das Gewebe eindringen zu lassen.

Mithilfe von DMSO haben Menschen von erstaunlichen Ergebnissen im kosmetischen Bereich berichtet, wie zum Beispiel das Verschwinden von Narben. Auch von Haar- und Nagelwachstum wurde erzählt, sowie, dass Falten verloren gingen.

8.4 Nierensteine mit DMSO behandeln

Eine Therapie mit Schallwellen kann verwendet werden, um Nieren- oder Gallenblasensteine abzubauen, sodass sie im Urin ausgeschieden werden können. DMSO, das mit einem Schmerzmittel gegeben wird, hilft einigen Personen, den Schmerz dieses Verfahrens zu verringern. Auch die diuretische, entzündungshemmende, muskelentspannende und antioxidative Wirkung von DMSO kann für die Steinentfernung von Vorteil sein.

8.5 Unfall: Schwerer Gegenstand auf dicken Zeh

Wenn das passiert, ist meist klar, dass, sofern der Nagel sich dunkellila färbt, sich also mit Blut füllt, nur extrem schmerzvoll die Wundflüssigkeit entfernt werden kann.

Dr. Sonja Brecht

In einem berichteten Fall bestand die Sorge, dass in den Nagel gebohrt werden muss.

Der Fuß musste hochgelagert werden. Es wurde eine Mixtur, bestehend zur Hälfte aus Magnesiumöl und zur anderen Hälfte aus DMSO, auf einen Wattebausch aufgetragen und mit diesem auf den Zehennagel von oben aufgetupft und im Weiteren so weit, wie möglich unter den Nagel. Der Zehennagel färbte sich in eine etwas hellere Farbe, was möglicherweise vom Magnesiumöl herrührte. Zwei Tage später war der Zeh fast vollständig geheilt und keinerlei Schwellung zu sehen.

9. Kombinationsmöglichkeiten

DMSO und MSM

DMSO wird im Körper in MSM umgewandelt und umgekehrt. DMSO ist

Dimethylsulfoxid und MSM ist DMSO minus O, Sauerstoff (DMS). Das MSM nimmt

Sauerstoff im Körper auf, von dort, wo es genug davon gibt (wie in der Lunge).

Das MSM wird in DMSO umgewandelt und der Sauerstoff wird dann durch den Körper (durch Zellmembranen hindurch) hin zu Orten, wo ein

Sauerstoffmangel besteht, transportiert. Es ist in der Tat ein sekundäres Sauerstofftransportsystem.

DMSO und MSM, sofern zusammen genutzt, haben sich als erfolgreich darin bewiesen, Krebszellen wieder in normale Zellen zu wandeln. Der einzige Weg, wie das erfolgen kann, ist, wenn diese Kombination Mikroben in der Krebszelle abtötet und den anerobischen Stoffwechsel der Zelle vollkommen umkehrt.

Leider gibt es nun aufgrund des historischen und gesetzlichen Kontexts, in dem wir uns bewegen, keine Studien und somit wenig Erfahrungswerte zu Dosierung und Resultaten dieser Kombinationstheorie.

Wir befinden uns also in einer Experimentierphase. Nicht, weil es unsicher oder giftig in der Anwendung ist, sondern weil es am Anwender selbst liegt, Erfahrungswerte und Wissenstransfer entweder durch eigene Versuche aufzubauen und mit anderen zu teilen, sodass in der Zukunft eine Vorlage zur Anwendung in der Krebstherapie entsteht.

Es ist auch nicht bekannt, ob MSM dem DMSO tatsächlich dabei hilft, die kranken Zellen wieder in normale Zellen zu verwandeln, da DMSO selbst schon gezeigt hat, dass es in der Lage ist, Krebszellen wieder in normale Zellen umzuwandeln.

DMSO / Cäsiumchlorid

DMSO hilft, Cäsiumchlorid in Krebszellen zu befördern, obwohl Cäsiumchlorid dazu durchaus selbst in der Lage ist. Wobei DMSO tatsächlich hilft, ist, das Cäsiumchlorid durch die Haut, in den Blutstrom zu befördern. Es ist empfohlen, die Mischung anstelle von innerlicher Anwendung, durch äußerliche Anwendung durch die Haut eindringen zu lassen.

DMSO ist besonders effektiv bei der Behandlung von Hirntumoren, da es rasch die Blut-Hirn-Schranke überwindet.

In der Fallstudie eines Hirntumorpatienten, deren Tumor auf einen der Sehnerven gedrückt hat, konnte selbiger bei Anwendung von Cäsiumchlorid und DMSO innerhalb von 15 Minuten spüren, wie die Lösung in den Tumor geflossen ist, da der Tumor an besagter Stelle, gegen einen gefühlssensitiven Nerv gedrückt hat.

Wie bekannt, ist es möglich, wenn man DMSO benutzt, dass man aufgrund von Austrocknung einen Ausschlag bekommt, was jedoch mit Aufsprühen von etwas Wasser wieder verschwinden wird.

Es wird stark angeraten, das Cäsiumchlorid und DMSO nur unter Aufsicht eines Experten, zumindest durch telefonische Begleitung, optional jedoch auch durch Klinikaufenthalt, anzuwenden.

Die klinische Anwendung stationär und dediziert als Medizin wird aktuell nicht gutgeheißen, geschweige denn unterstützt. Man muss sich immer wieder vor Augen führen, dass DMSO nicht als Medizin zugelassen ist.

DMSO/Chlorine Dioxide / MMS (DMSO / CD / MMS)

DMSO kann auch mit Chlordioxid, kolloidalem Silber, Vitamin D3, Vitamin B12 und anderen Substanzen, Mikroben abtöten.

Tatsächlich ist DMSO / CD / MMS (das heißt DMSO / Chlorine Dioxide / MMS) aktuell die beste Therapie im Kampf gegen Krebs, die zu Hause angewandt werden kann. Die Dosis von Chlordioxid kann bis zu 3 bis 5 Tropfen pro Stunde oder mehr, 12 Mal am Tag erreichen.

Worum handelt es sich bei CD und MMS?

Chlordioxid (ClO2) -Therapie (CDT) in Verwendung mit MMS (Master Mineral Solution / 22,4 % Natriumchlorit-Lösung) ist eine höchst effektive biooxidative Therapie.

Ist die Chlordioxid-Therapie sicher und effektiv?

Dieses Thema wird heiß diskutiert - die Auswirkungen der Chlordioxidlösung (hergestellt durch Aktivierung und Verdünnung von Master Mineral Solution / MMS) und deren Reaktionsprodukten sind komplex und machen es für alle, außer denjenigen mit einem vernünftigen Wissen der allgemeinen Chemie schwierig, Vorteile und Nachteile richtig einschätzen zu können.

Daher ist ein Großteil der Informationen, die von MMS-Anbietern bereitgestellt werden, die nur reine Händler sind, und wenig Verständnis dafür haben, nicht sehr hilfreich, dabei die Wahrheit zu erfahren. In Anbetracht der Verwirrung gibt es immer noch Meinungsverschiedenheiten, die wir hiermit versuchen, aufzuklären, damit DMSO gemeinsam mit Chlordioxid und MMS, ohne jeden Zweifel angewandt werden kann.

Folgende Anknüpfungspunkte zum Einsatz der Stoffe bieten sich an:

- externe Anwendung von MMS: MMS ist ein leistungsfähiges Instrument für den Gebrauch im Mund (zum Beispiel bei Zahnproblemen, Mundgeruch), im Gehörgang, bei Infektionen und äußerlich bei Hautproblemen

- MMS kann oral in ziemlich hohen Dosen über mehrere Tage angewendet werden.

Durch das aktivierte, verdünnte MMS, wird Chlordioxid erzeugt, welches sich aktiv an Reinigungsprozessen des Körpers von Giftstoffen, Krankheitserregern etc. beteiligt, beziehungsweise diese erst anstößt. Nach mehreren Jahren der Untersuchung dieser Mechanismen und der Sicherheit dieser Therapie und wie sie im Körper reagiert, wird dies als nützliche und wirksame Therapie für viele Gesundheitsthemen verwendet. Vorausgesetzt, es wird in angemessener Dosierung angewendet. Dabei ist äußerst wichtig, dass die Einzelheiten der Therapie eingehalten werden, um Antioxidantien zu strategischen Zeitpunkten zu ergänzen, in denen es nicht möglich ist, aktiviertes Natriumchlorit (ASC) systemisch zu verwenden.

Was ist MMS und wie wirkt es?

MMS ist nicht zu verwechseln mit MSM.

Bevor er DMSO als Träger für MMS empfahl, testete Jim Humble vor einigen Jahren MMS, gemischt mit DMSO. Er testete auch die Wirkung des Trinkens (bei Überdosierung) bis zu zwei Esslöffel DMSO zusammen mit 30 Tropfen aktivierter MMS, zweimal am Tag und mit vielen unterschiedlichen DMSO- und MMS-Dosen. Es gab keine merkbaren Probleme.

Die Vorteile von DMSO in Zusammenhang mit Krebs wurden bereits beschrieben.

Es gibt noch weitere alternative Strategien, wie Ozontherapie, Chemotherapien, Hochdruckkammern, Wärmetherapien, Kräuter, Laetrile (B17) und alkalische Backpulvertherapien, um Krebs zu stoppen und zu beseitigen. Diese alternativen "Heilmittel" zielen jedoch darauf ab, Millionen oder Milliarden von Krebszellen zu töten, wodurch viele weitere Schäden entstehen können.

Jedoch kann mit der hier beschriebenen Strategie aktiviertes MMS mit DMSO mikrobielle Bakterien schnell und sicher für Cents pro Dosis eliminieren, wo immer sie sich im Körper verstecken. Ohne dabei Milliarden von Krebszellen zu töten. Die Krebszellen können zu ihren normalen Funktionen zurückkehren, wenn Mikroben entfernt sind.

Krebs induzierende Bakterien dringen in das Innere von Körperzellen ein. Einmal im Inneren wird eine Zelle von der Mikrobe ausgetrickst, um die Verwendung von Sauerstoff als Energiequelle zu stoppen, und stattdessen beginnt sie, Zucker aus dem Blutstrom oder aus dem umgebenden Gewebe aufzunehmen. Die wilde schnelle Reproduktion von Krebszellen basiert ausschließlich auf der Verfügbarkeit von Zucker. Jede Krebszelle, die Zucker aufnimmt, initiiert schnell die Zellteilung. Schnelles Wachstum ist das Ergebnis. Tumore wachsen in vielen Fällen ohne Zurückhaltung. In manchen Fällen werden Krebszellen sogar an einem umgebenden Gewebe wildern, um Zucker zu extrahieren.

Zunächst einmal ist absolut angeraten, den Prozess zu minimieren, indem die Zuckeraufnahme gesenkt wird. Krebspatienten wird also empfohlen, die Zuckeraufnahme zu minimieren. Zu beseitigen sind vor allem hoch fructosehaltiger Maissirup und sogar jene kohlenhydrathaltigen Lebensmittel, die Zucker liefern. Auf Wiedersehen zu Schokoriegeln, Pommes frites und Kartoffelchips.

Zucker verursacht keinen Krebs, aber sobald man Krebszellen hat, werden diese vollständig und nur durch Zucker gefüttert. Per Definition sind Krebszellen anaerob, das heißt, sie haben aufgehört, Sauerstoff zu verwenden und halten sich nun mit Zucker am Leben.

Dr. Sonja Brecht

Krebs würde demnach automatisch verschwinden, wenn ihm Zucker völlig verwehrt werden könnte. Aber das kann nicht erreicht werden, da so auch der Patient an "niedrigem Blutzucker" sterben würde.

Die Mitarbeiter des MMS-Instituts berichteten über Fälle, in denen Personen anrufen, die berichten, dass sie sich im Stadium Vier befunden hätten, aber niemals von ihren Ärzten aufgefordert worden waren, die Aufnahme von Zucker so weit, wie möglich zu reduzieren. Alle Ärzte kennen diese Tatsache, warum wurde der Patient nicht auf der 1. oder 2. oder 3. Etappe informiert?

Die normale Verwendung von MMS ist zweifellos eine große Abschreckung im Hinblick auf Krebs, der durch Mikroben induziert wird. Noch besser: Die ClO2-Ionen können in der Lage sein, eine etablierte Krebserkrankung zu eliminieren, indem sie die krebsverursachenden Mikroben abtöten - sogar spät, in Stadium 3 oder 4. Um dies zu erreichen, müssen die MMS-ClO2-Ionen ins Innere von Krebszellen dringen, um so die Mikrobe anzugreifen, wo immer sie vorhanden ist - innerhalb oder außerhalb der Zellwände.

Im Allgemeinen gilt: Um das Eindringen von MMS zu verbessern, empfiehlt Jim Humble, 10 Tropfen MMS auf normale Weise zu aktivieren, rühren Sie für nur 15 Sekunden und fügen Sie dann sofort ein oder zwei Teelöffel DMSO hinzu. Dann füge man etwas Wasser hinzu und reibe es auf die Haut, wo große Muskeln unter der Haut liegen.

DMSO ist ein spezielles Lösungsmittel, weil es Zellen, wie beispielsweise die Haut, auf einzigartige Weise durchdringen kann. Es sinkt direkt in Körperzellen und fließt harmlos aus der anderen Seite.

Bei der Verwendung von MMS mit DMSO sollten Personen mit lebensbedrohlichen Erkrankungen weiterhin MMS mit normalen Aktivierungsmethoden oral einnehmen. Zusätzlich wird jede Stunde, bei Vorhandensein eines Tumors an der Außenseite des Körpers, aktiviertes MMS auf den Tumor gesprüht.

Wenn Sie MMS per Verreibung auf der Haut aktivieren, rühren Sie die Mischung nur 15 Sekunden lang auf, fügen Sie das DMSO hinzu und reiben Sie es sofort auf eine große Fläche des Körpers. Dadurch kann bis zu 5 Mal mehr MMS durch die Haut und in den Blutkreislauf bekommen. Und natürlich kann die Verwendung eines größeren Bereiches des Körpers auch mehr MMS in den Blutkreislauf bringen.

Spezifische Empfehlungen:

1. 10 Tropfen MMS mit 50 Tropfen Zitronensaft oder 10 % Zitronensäure aktivieren und für 15 Sekunden rühren.

2. Einen Teelöffel DMSO hinzufügen und ca. 15 Sekunden lang rühren.

3. Sofort auf den Anwendungsbereich, das heißt, beispielsweise ein Bein oder einen Arm oder am Bauch einreiben. Es ist nicht schädlich, die Mischung an die Hände zu bekommen, vorausgesetzt, man wendet es auf sich selbst an. Wenn man ein brennendes Gefühl bemerkt, kann man etwa einen halben Teelöffel Wasser hinzufügen oder nach der Anwendung Olivenöl und Aloe vera auf der Haut einreiben (nicht während der Behandlung, da Öle vorübergehend die Haut und die Poren versiegeln).

Tut man dies einmal alle zwei Stunden, am ersten Tag und einmal jede Stunde am zweiten und am dritten Tag und beende dann für 4 Tage, kann man die gleiche Vorgehensweise in der nächsten Woche wiederholen. Man sollte währenddessen nie aufhören, MMS oral zu sich zu nehmen.

Dieser Prozess bietet nicht nur Heilung, sondern auch Schutz vor Krebs.

Dr. Sonja Brecht

Die MMS-Therapie wurde von Jim Humble, einem Metallurgen entwickelt

MMS ist eine sehr schwache (22,4 %) und sehr alkalische (pH 13) Lösung von Natriumchlorit, die zur Herstellung des im Körper zu verwendenden starken Oxidationsmittels Chlordioxidgas (ClO_2) verwendet wird. In Mengen, die angemessen klein genug sind, um sicher aber höchst wirksam gegen Krankheitserreger wie Bakterien, Schimmelpilze, Pilze, Viren und andere Mikroorganismen vorzugehen, die für die meisten Krankheiten der Menschheit verantwortlich sind.

- Chlordioxid ist in der Lage, Krankheitserreger (zum Beispiel Viren, Bakterien, Pilze, Protozoen) und Toxine (einschließlich Schwermetalle, Herbizide, Pestizide) im Körper zu oxidieren und zu zerstören. Pathogene (infektiöse mikrobielle Wesen) und Toxine sind an schätzungsweise 95 % der Krankheiten und Erkrankungen beteiligt, einschließlich Entzündungen / Schmerzen, chronischer Mattheit und Problemen bei der Aufrechterhaltung eines gesunden oder normalen Blutdrucks.

- ungesunde Zellen (zum Beispiel Krebszellen) werden im Körper zerstört

- Verbesserung der Immunsystemfunktion

- Die Menge des erzeugten Chlordioxids wird durch bestimmte Reaktionsparameter gesteuert, insbesondere die Konzentration der Lösung und der pH-Wert.

So liegen zum Beispiel kommerzielle Anwendungen zur Zerstörung von Krankheitserregern zwischen 500 und 6000 ppm (parts per million), was eine Wirkkraft entfaltet, die sich im Körper als tödlich erweisen würde. Im Gegensatz dazu wird die MMS-Therapie intern mit nur 1 ppm verabreicht.

- Krankheiten, bei denen MMS wiederholt Erfolge erzielt hat, sind Malaria, Aids, Diabetes, Herpes, Autismus, Allergien, T.B., Gürtelrose, Warzen und vieles mehr. Das Chlordioxid reinigt Körperbereiche einschließlich Blut, Muskeln, Gehirn, Darm, Leber und Nerven.

Einige Anekdoten zur erfolgreichen Nutzung von MMS

Natriumchlorit wurde seit über 70 Jahren in der Alternativmedizin sicher eingesetzt - gegen Erkältungen / Grippe und als antimikrobielles Mittel. Nach einem Experiment stellte Jim Humble fest, dass, wenn Natriumchlorit mit einer sauren Lösung aktiviert wird, um Chlordioxid herzustellen, es noch effektiver gegen Mikroben ist.

". . . es überwindet Erkältungen in einer Stunde oder so, überwindet Grippe in weniger als 12 Stunden, überwindet Lungenentzündung in weniger als 12 Stunden, heilt mehr Krebs als jede andere Behandlung um Hunderte Male, heilt Hepatitis A, B und C. Es heilt Blinddarmentzündung, rheumatoide Arthritis und Hundert andere Krankheiten."

- Jim Humble, MMS-Erfinder

Chlordioxid ist ein Gas und wird typischerweise als ein in Wasser gelöstes Gas verwendet - obwohl ClO2-Gas manchmal direkt auf der Haut oder im Mund verwendet werden kann.

Chlordioxid muss am Einsatzort hergestellt werden. ClO2 kann nicht komprimiert, gelagert oder als Gas versendet werden, da es unter Druck instabil / explosiv ist. Chlordioxid gilt als explosiv in höheren Konzentrationen, die 10 % an Luft überschreiten, und seine Zündtemperatur ist etwa 130 ° C (266 ° F).

MMS wird als "stabilisiertes Chlordioxid" bezeichnet. Bezogen auf sein Potenzial, Chlordioxid zu produzieren, wenn es aktiviert wird (der Name ist eine Fehlbezeichnung, da es tatsächlich Natriumchlorit stabilisiert).

MMS, das für Chlordioxid-Therapien verwendet wird, ist NICHT "Bleichmittel" und ist NICHT chloriert. Leider werden viele Fehlinformationen diesbezüglich im Internet gestreut.

Haushaltsbleichmittel und MMS sind zwei sehr unterschiedliche Substanzen.

Wie wird MMS für eine Chlordioxid-Therapie (CDT) eingesetzt?

MMS wird mit einer Säure "aktiviert":

- Bei Verwendung einer schwachen Säure (zum Beispiel 10 % oder 50 % Zitronensäure, beziehungsweise Essigsäure) wird Chlordioxid produziert. Die MMS-Lösung besteht aus 22,4 % Natriumchlorit in destilliertem Wasser. Nach der Zugabe einer 10-prozentigen Zitronensäure zu MMS dauert es etwa 3 Minuten, um den extrem hohen pH-Wert (13) von Natriumchlorit in eine schwache Säure umzuwandeln, was den Grundstein für eine langsame und konstante Freisetzung von Chlordioxid legt.

Spezifisches Beispiel einer oralen Anwendung: Ein halbes Glas Apfel-, Trauben-, Cranberry- oder Ananassaft (ohne Zugabe von Ascorbinsäure) wird mit 6 Tropfen MMS gemischt, und unter Zugabe von einem Viertel Teelöffel 10-prozentiger Säure, nach circa 6 Minuten, zu 3 mg freiem Chlordioxid. Die Lösung wird ungefähr 12 Stunden lang, rund 1 mg Chlordioxid pro Stunde im Körper freisetzen, wobei zu diesem Zeitpunkt das gesamte Chlordioxid sich verschlechtert und nichts schädlich für den Körper bleibt.

Magensäure neigt nicht dazu, den zeitverzögerten Effekt signifikant zu verändern.

Mit einem starken Säureaktivator (zum Beispiel Salzsäure) wird sofort das gesamte verfügbare Chlordioxid freigesetzt, - besonders nützlich für topische Anwendungen.

DMSO und Wasserstoffperoxid

Es wird von einem Fall berichtet, in dem eine Person einen mehrere Tage währenden Migränekopfschmerz, der von keiner Medikation Linderung erfuhr, mit DMSO und Wasserstoffperoxid im Selbstexperiment behandelt hat.

Die Information, dass DMSO einen Schlaganfall verhindern kann, wurde hierbei auf den vorliegen Umstand transferiert und aufgrund dessen angewandt, da davon ausgegangen wurde, dass bei Kopfschmerz, eine Sauerstoffunterversorgung vorliegen kann.

Ein Orangensaft mit ungefähr 10 Tropfen DMSO und einigen Tropfen von 35-prozentigem Wasserstoffperoxid wurden gemischt und verzehrt. Nach circa 20 Minuten war der Kopfschmerz vollkommen aufgelöst.

DMSO und Lugol (Jod)

Lugol, Jod und DMSO - ein paar Sprüher auf die Haut und jemand kann spielend mehrmals pro Tag ohnmächtig werden.

Wenn dies angewendet wird, fügt man zum Ausgleich Meersalz und Selen hinzu, um dies auszubalancieren. Es gilt daran zu denken, dass DMSO das Kalium ins System befördert, sodass es den Blutdruck senkt. Deswegen muss entsprechend mit Salz und Selen ausbalanciert werden, um das Jod zu regulieren. Es kann mit einer 5 % DMSO-Lösung angewandt werden. Man schläft bei der Anwendung tief und ruhig wie ein Baby, aber es kann einen schläfrigen Effekt, auch im Wachzustand haben, wenn man einen niedrigen Salzpegel hat.

Dr. Sonja Brecht

DMSO und Procain

Bei Procain handelt es sich um ein lokales Anästhetikum, sprich ein Narkosemittel. Es kann jedoch zu anderen Zwecken eingesetzt und entsprechend dosiert werden. Anfang des 20. Jahrhunderts wurde es am Markt als Novocain eingeführt, da Alfred Einhorn die Nutzung von Cocain substituieren wollte. Die Brüder Hunneke entdeckten durch eine glückliche Fügung des Schicksals, dass sehr tiefgehende therapeutische Eigenschaften für Procain bestehen. Dies gilt insbesondere für die sogenannte Störfeldtherapie, bei welcher Procain-Verdünnungen auf das entsprechende Störfeld, wie nicht sauber verheilte Narben, als Folge von Operationen oder Unfällen, den Stoffwechsel im Gewebe stören.

Auch entzündete Nebenhöhlen können als solche Störfelder betrachtet werden und bewegen sich im Handlungsspielraum von Procain.

Die Anwendung mit DMSO bietet sich sehr gut an. In Untersuchungen wurde aufgezeigt, dass Procain die Reizleitung von Nerven unterbricht. Dies führt im Falle von Schmerzen dazu, dass die Schmerzsignale nicht weiter fortgeleitet werden und eine gefühlte "Betäubung" eintritt. Die Nervenfunktion kann somit neu justiert werden, beziehungsweise sich erholen.

Es lässt sich weiter ergänzen, das Procain spasmolytisch, also krampflösend wirkt, dort wo die glatte Muskulatur vorzufinden ist. Das ist zum Beispiel im Magen-Darm-Bereich der Fall, in Blutbahnen, sowie auch in den Harn- und Gallenwegen.

Durch eine sympathikolytische Wirkung kann die Durchblutung zeitweise in Armen und Beinen erhöht werden.

Eine antihistaminische Wirkung, also antiallergisch, ist ebenso vorzufinden, wie eine antiarrhythmische Wirkung, was bei Herzrhythmusstörungen harmonisierend wirkt.

Procain ist somit in einer herausragenden Stellung gegenüber anderen Lokalanästhetika, da es insbesondere gefäßerweiternd und somit durchblutungssteigernd wirkt (auch in den feineren Kapillaren) und entzündungshemmend, antioxidativ und Sauerstoff sparend wirkt.

Eine weitere bemerkenswerte Funktion von Procain ist, dass es eine bestimmte Enzymgruppe hemmen kann, die Monoaminooxidase, wodurch unter anderem Serotonin und Dopamin abgebaut werden, was sich auf die psychogene Symptomatik auswirken kann.

Abschließend ist bei der Wirkungsbetrachtung von Procain zu benennen, dass es sich speziell im Einsatz bei Schmerzbehandlung und Nerventherapie anbietet.

Was man als absoluten und einzigen schwerwiegenden Nachteil bezeichnen muss, ist die langsame Verteilungsbereitschaft im Gewebe. Dies macht es zum Mittel sekundärer Wahl für die meisten Mediziner.

Das ist der Punkt, wo sich die Kombination mit DMSO, als perfekten Partner, geradezu aufdrängt.

DMSO und Magnesiumöl

Magnesiumöl ist eine konzentrierte und nahezu gesättigte Lösung von Magnesiumchlorid in Wasser. Es wird "Öl" genannt, wegen des glatten öligen Gefühls, wenn es auf die Haut gerieben wird. Gewöhnlich wird Magnesiumchlorid aus Meerwasser entweder direkt durch Verdampfung aus dem Toten Meer oder aus alten unterirdischen Reservoiren (zum Beispiel "Zechstein") gewonnen. Magnesiumchlorid aus Meerwasser wird in den meisten Ländern als Lebensmittel eingestuft.

Magnesiumöl wird gut durch die Haut absorbiert, um angespannte Muskeln zu entspannen und Rückenprobleme und arthritische Gelenke zu verbessern. Für die orale Aufnahme sollte es gut verdünnt sein, wohingegen für die oberflächliche Anwendung konzentriertes Magnesiumöl als Packung oder durch Einreiben verwendet werden kann.

Ein Teelöffel oder 5 ml Magnesiumöl enthalten etwa 600 mg Magnesium. Dies ist die gleiche Menge an Magnesium, wie in einem gerundeten Teelöffel von getrockneten Magnesiumchloridflocken. Es hat einen bittersalzigen Geschmack und einen mild abführenden Effekt.

Um die Gesundheit zu verbessern oder aufrechtzuerhalten, können bis zu 600 mg Magnesium täglich in geteilten Dosen zu den Mahlzeiten, gut in einem Getränk oder gemischt mit Lebensmitteln verwendet werden. Bei erhöhtem Blutdruck, Verkalkungen und anderen Symptomen eines Magnesiummangels kann man zusätzlich zu einer äußerlichen Anwendung von Magnesiumöl, zum Beispiel gegen Arthritis oder Muskelentspannung 600 mg oral einnehmen. Bei niedrigem Blutdruck können täglich ca. 300 mg Magnesium zusätzlich zu etwas Kalzium verwendet werden. Als Kalziumquelle kann selbst gemachtes Eierschalenpulver in Zitrussaft oder Essig aufgelöst werden. Tatsächliche Mengen sind nicht unbedingt wichtig, da der Körper nur so viel absorbiert, wie er benötigt.

Personen mit sehr empfindlichen Geschmacksknospen können Magnesiumöl in winzigen Mengen, mit stark gewürzten Nahrungsmitteln mischen, oral einnehmen und die Dosen sehr langsam erhöhen. Man kann einen Tropfen zu einem Getränk hinzufügen oder mit einer Mahlzeit vermischen. Wenn das verträglich ist, fügt man das nächste Mal zwei Tropfen und dann drei hinzu, bis es unangenehm schmeckt. Vorübergehend kann man runterdosieren, aber nach ein bis zwei Wochen wieder weitere Tropfen hinzufügen, bis die gewünschte Aufnahme erreicht wurde.

Während es für einige Bedingungen hilfreich sein kann, eine größere Menge verdünntes Magnesiumöl zu nehmen und es mit einem Getränk zu mischen, muss man vorsichtig sein, da dies den Magen stören kann. Für den täglichen Gebrauch empfiehlt sich, es in kleinen Dosen zu Essen und Trinken hinzuzufügen, sodass Magnesium in solchen Mengen vorhanden ist, die normalerweise in Wasser und Nahrung mit einem hohen Mineralgehalt vorhanden wären. Dies entspricht einer

Obergrenze von 200 mg oder einem Drittel eines Teelöffel Magnesiumöl pro Mahlzeit. Es sollte definitiv nicht unangenehm schmecken, und in den meisten Fällen ist die tatsächliche Menge jeden Tag nicht so wichtig.

Magnesiumöl kann auch als eine Packung über Tumore und infizierten, entzündeten, schmerzhaften, steifen oder verkalkten Gelenken, Muskeln, Adhäsionen oder Narbengewebe verwendet werden. Über entzündete Bereiche wird es am besten kalt angewendet, jedoch direkt auf steife Gelenke, Verwachsungen oder schmerzende Muskeln angewendet, ist es effektiver, wenn es heiß verwendet wird. Eine Magnesiumölpackung kann mit einer Wärmflasche für ein bis zwei Stunden warmgehalten werden oder man kann konzentriertes Magnesiumöl auf die betroffene Stelle auftragen und mit einer Infrarotlampe bestrahlen.

Anstatt es konzentriert oder heiß zu verwenden, kann die Magnesiumaufnahme durch die Haut, per Vermischen mit DMSO, stark erhöht werden. Man kann gleiche Teile Magnesiumöl und 70 % DMSO mischen, um es auf Problembereiche aufzutragen. Zur Behandlung größerer Hautpartien kann man beide auch in einer mehr verdünnten Form verwenden.

Auch hier gilt, dass man kein industrielles DMSO, sondern pharmazeutische beziehungsweise Lebensmittelqualität anwenden sollte. Glasflaschen sind vorzuziehen, aber HDPE-Behälter gelten im Allgemeinen auch als sicher, da sie Bisphenol A oder andere Stoffe nicht auslagern.

Es ist auch gut, eine schwache Lösung von Magnesiumöl in einer Rückenmassage und überall im Körper zu verwenden, um angespannte Muskeln vollkommen zu entspannen und sogar die alternde Haut zu verjüngen. Für empfindliche Haut immer in verdünnter Form verwenden. Wenn auf die Haut in konzentrierter Form gerieben wird, wie bei arthritischen Gelenken, gilt es, Kleidung mit einer Baumwolldecke zu schützen.

Für allgemeine Entspannung sowie für Rückenschmerzen und Arthritis oder Muskelschmerzen und Steifheit können auch Magnesiumöl oder Magnesiumchloridflocken in ein heißes Bad gegeben werden. Besonders entspannend ist ein heißes Fußbad vor dem Schlafengehen. Das Fußbad kann ziemlich konzentriert gemacht werden und die Lösung für den späteren Gebrauch wieder erwärmt werden.

Vitamin B12 und DMSO

Einer der wichtigsten Nährstoffe, die wir aus tierischer Nahrung erhalten, ist Vitamin B12.

Besonders Vegetarier, die nicht ausreichend Milch beziehungsweise Milchprodukte zu sich führen und keine weiteren B12-Quellen kennen, haben starke Vitamin-B12-Defizite.

Das Vitamin ist auch das größte bekannte Biomolekül und der einzige Nährstoff mit einer stabilen Kohlenstoffmetallbindung. Isoliertes B12 ist eine kristalline Verbindung mit einer leuchtend roten Farbe aufgrund des Vorhandenseins von Kobalt. Ein Arzt hat auf B12 Bezug genommen, als "jene rötlichen Tropfen, die traurige Herzen entfachen und schwache Herzen stärken".

Vitamin B12 wirkt in vielen Körperprozessen mit Folsäure, einschließlich der Synthese von DNA, roten Blutkörperchen und der sogenannten Myelinscheide, die die Nervenzellen umgibt und die Übertragung von Signalen im Nervensystem erleichtert.

Schwere Erschöpfung manifestiert sich als perniziöse Anämie, die bis zur Entdeckung von B12 in der Leber immer tödlich verlaufen ist. Aber lange jedoch, bevor die Anämie einsetzt, können sich andere Zustände manifestieren, meistens neurologische Probleme (Taubheitsgefühl, Nagelspurengefühl, brennendes Gefühl in den Füßen, Zittern, Muskelermüdung, Schlafstörungen, Gedächtnisverlust, irrationale Wut, geistige Funktionsstörung und Alzheimer) oder psychische Zustände (Demenz, Depression, Psychose und Zwangsverhalten).

Präsident Kennedy wurde zitiert, dass er gesagt hätte, er wäre niemals Präsident ohne Injektionen von B12 geworden.

Absorption von Vitamin B12 mit DMSO

Die Aufnahme von Vitamin B12 ist ein komplexer Prozess, der an mehreren Stellen Probleme aufwirft.

B12 aus tierischen Quellen kommt in den Magen und muss zunächst durch Pepsin und Salzsäure freigesetzt werden. Freies B12 bindet dann an R-Protein, das aus den Speichel- und Belegzellen (den gleichen Zellen, die Salzsäure freisetzen) freigesetzt wird. Um effizient aufgenommen zu werden, muss sich B12 an ein Protein anhängen, das als intrinsischer Faktor bezeichnet wird. Dies kann erst geschehen, wenn die R-Proteinkomplexe durch Pankreasenzyme im Dünndarm abgebaut werden. B12 bindet sich dann an den intrinsischen Faktor und gelangt durch den Darm in den unteren Teil des Dünndarms, wo der intrinsische Faktor-B12-Komplex an Zellrezeptoren bindet, ein Prozess, der Kalzium einbezieht.

Somit können Defekte in Pepsin, Salzsäure, R-Protein, Pankreasenzymen, intrinsischen Faktor, Kalzium- und Zellrezeptoren alle zu einer B12-Defizienz durch blockierte Absorption führen. Einmal im Blutkreislauf binden Transportproteine an B12 und liefern es an die Zellen. Innerhalb der Zellen setzen Enzyme B12 aus dem Proteinkomplex frei und wandeln es in seine beiden Coenzymformen Methylcobalamin und Adenosylcobalamin um.

Ein Mangel an den erforderlichen Enzymen kann diese Umwandlung blockieren.

Da der Absorptionsprozess so kompliziert ist und daher verschiedenen Bedingungen unterliegt, können viele Menschen, insbesondere ältere Menschen, Defizite entwickeln, obwohl sie reichlich B12 in ihrer Nahrung einnehmen. Glücklicherweise absorbiert der Körper etwa 1 – 5 % des freien B12 durch einen Prozess der passiven Diffusion.

Somit kann die Supplementierung mit großen Dosen von kristallinem B12 oder mit sehr reichhaltigen Nahrungsmitteln, erfolgreich Mängel durch eine kompromittierte Proteinverdauung oder Mangel an R-Protein, intrinsischem Faktor oder Pankreasenzymen behandeln.

Eine Supplementierung mit den Coenzymformen Methylcobalamin und Adenosylcobalamin (die in den Zellen vorkommenden Formen) kann den B12-Mangel in den Zellen überwinden, der durch Mangel an oder Fehlfunktion von Konversionsenzymen verursacht wird.

Dies kann umgangen werden, indem man DMSO mit Vitamin B12 zusammen auf der Haut aufträgt und verreibt.

Selbstversuch mit Vitamin B12 und DMSO oral

Dr. David Gregg beschreibt, wie er ein Experiment an sich selbst durchführte, indem er Vitamin B12 in DMSO löste, um es direkt zu seinem Blutstrom durch die Haut zu führen. Der Versuch hatte drastische Ergebnisse, weitaus größer als jede Auswirkung, die er jemals von oralen Tabletten gefühlt hatte.

Dazu wurden einige Vitamin B12-Tabletten in einem Bioladen in eine Flasche mit DMSO per Pipette eingefüllt. Es dauerte ein paar Tage, bis die Tabletten auseinanderfielen. Sobald sie es taten, wurde eine Pipette auf einen Arm geträufelt und eingerieben. In ungefähr einer Stunde begann ein sehr gutes, energetisches Gefühl allgemeiner Stärke und Wohlbefindens, welches den gesamten Tag andauerte. Bei Wiederholung am nächsten Tag trat keine Wiederholung eines solchen Gefühls ein. Es traten auch keine schlechten Effekte oder Nebenwirkungen ein. Da ihm bekannt war, dass ungefähr ein Monat B12-Bedarf in der Leber lag, dachte er, dass sein System komplett mit Vitamin B12 versorgt wurde und dass er es somit einen Monat lang nicht mehr brauchen würde.

Als es nach einem Monat erneut eingenommen wurde, trat wieder ein deutlicher Energieschub auf. Seitdem hat er es weiterhin einmal pro

Monat benutzt und versucht, dieses Wissen über die Anwendung von DMSO und Vitamin B12 mit anderen zu teilen.

Dies erleichtert die Anwendung gegenüber dem Spritzen und der Gabe bei Kindern enorm.

DMSO und Vitamin B17

Aprikosen, Pfirsichen, Nektarinen und Pflaumen enthalten einen Kern, reich an einer Substanz namens Amygdalin. Amygdalin wurde 1802 von dem Chemiker Bohn während der Destillation des Wassers von Bittermandeln entdeckt. Später wurden die Anti-Tumor-Eigenschaften von Dr. Ernesto Contreras aus dem Krankenhaus Oasis of Hope in Mexiko und vielen anderen Ärzten auf der ganzen Welt untersucht. Sie zeigten, dass Amygdalin Cyanwasserstoff freisetzt, eine toxische Chemikalie, die Krebszellen abtötet und normale Zellen verschont. Der Wirkungsmechanismus wurde von Dr. Contreras beschrieben: Krebszellen und nur Krebszellen enthalten ein Enzym namens Glucosidase. Dieses Enzym erleichtert die chemische Reaktion, die das Laetril in einen für Krebszellen toxischen Cyanwasserstoff umwandelt. Normale Zellen enthalten dieses Enzym nicht und daher kann Cyanid nicht in normalen Zellen gebildet werden. Die Verwendung von Laetril erfordert die Verwendung von Enzymen, um die perizelluläre Beschichtung von Krebszellen zu brechen. Die Therapie erfordert gleichzeitiges Essen von Aprikosenkernen.

Um die Effektivität deutlich zu erhöhen, ist in der Krebsbehandlung mit Laetril, wie Amygdalin auch genannt wird, angeraten, Laetrile während der ersten 21 Tage intravenös zu injizierten. Gefolgt von einer oralen Verabreichung für die nächsten 3 Monate.

DMSO wird normalerweise zur Infusion gegeben, um ein besseres Eindringen in das Gewebe zu erreichen. Zusätzlich zu der intravenösen Verabreichung von B17 werden hohe Dosen von Pankreasenzymen, Vitamin C, E, A und Haiknorpel oral eingenommen, um die Zellmembran der Krebszelle abzubauen.

DMSO und Schwarzkümmelöl

Das Öl von Schwarzkümmelsamen (nigella sativa), kann sehr effektiv in gemeinsamer Anwendung mit DMSO wirken. Für Gelenkschmerz können zwei Teile DMSO und ein Teil des Öls von den Samen des Schwarzkümmels gemischt werden. Das Ergebnis ist fast unmittelbare Schmerzbefreiung.

DMSO und Hämatoxylin

Es handelt sich bei Hämatoxylin, welches schon im Abschnitt über Krebs, einführende Beachtung fand, um einen Stoff, der aus Blauholz extrahiert wird. Er ist farblos und oxidiert unter Luft oder unter Anwendung entsprechender Mittel, zu Hämatein. Hämatein ist ein roter Farbstoff. Seit circa 150 Jahren werden diese Stoffe angewendet, um Gewebeproben für Mikroskoparbeiten anzufärben. Hämatoxylin ist ein Pflanzenfarbstoff, der adstringierend wirkt und wie viele andere adstringierende Mittel, auch entzündungshemmend.

Seiner molekularen Struktur nach ist Hämatoxylin dazu geneigt, sich an saure Zellen anzudocken, was es zu einem optimalen Marker selbiger macht. Das weiter oben bereits erwähnte Buch von Dr. Walker geht hierzu ins Detail. Hierin wird ein Manager eines großen Ölkonzerns beschrieben, und wie sein fortgeschrittener Dickdarmkrebs behandelt wurde. Der Patient hatte Blutungen aus dem Darm festgestellt. Er weigerte sich eine Chemotherapie durchzuführen, und ließ Dr. Walker entsprechend mit Hämatoxylin und DMSO therapieren. Nach 1,5 Jahren war derselbe Mensch geheilt.

Es sollte auch erwähnt werden, dass nicht alle Arten von Krebs gleich gut auf diese Therapie ansprechen. Dr. Tucker, der viele Forschungsergebnisse veröffentlichte, hat es leider aufgrund von Befürchtungen um seine Karriere als Arzt, aufgegeben, weitere Energie in diese Forschungsarbeit zu investieren.

Die eigentliche Wirkweise des Hämatoxylins gestaltet sich wie folgt: Die Neigung von Hämatoxylin, hin zum Krebsgewebe, ist so stark, dass keine anderen, gesunden Gewebe oder Organe markiert werden. Im Weiteren ist zu sagen, dass das Plasma zwischen den Zellen zerstört wird. Somit ist die Versorgung der Krebszellen nicht mehr gegeben und das umgebende Gewebe stirbt ab. DMSO spielt hier wieder die entscheidende Rolle des Schleppers, der das Hämatoxylin erst dahin bringt, wo es dann wirkt.

Tucker, der von vielen zeitgenössischen Kollegen verspottet und als Quacksalber abgetan wurde, hatte viele Erfolgserlebnisse, wovon unter anderem von dem Dreijährigen berichtet werden kann, der ein Endotheliom, einen stark fortgeschrittenen Krebs der Innenwände von Lymph- und Blutgefäßen aufzeigte. Da die Therapie für den Jungen nicht von den Eltern getragen werden konnte, nahm er ihn in kostenlose Behandlung. Andere behandelnde Ärzte verweigerten dem Jungen alle weitere Hilfe, da dieser sich unter der Behandlung des als vermeintlichen Quacksalber gebrandmarkten, Tucker befand.

Der Junge erhielt vor dem Essen am Morgen 5 Tropfen einer entsprechenden Hämatoxylin-DMSO Lösung in destilliertem Wasser.

Generelle Vorschläge für die Dosierung und Anwendung der Mischung gestalten sich wie folgt: 25 Gramm Hämatoxylin sind mit 75 Milliliter DMSO zu lösen. Diese Mischung wird gerührt, bis keine Feststoffe mehr am Boden vorzufinden sind. Unmittelbar nach dem Ansetzen, kann man diese Lösung nun anwenden.

Hämatoxylin kann man im Laborfachhandel oder im Zusammenhang mit mikroskopischer Arbeit beziehen. Es ist wichtig, hierbei ausschließlich die Reinsubstanz in seiner Pulverform zu kaufen und keine Fertiglösung zu erwerben.

Injektionen, beziehungsweise Infusionen und orale Einnahme sind ebenso möglich, wie eine Inhalation im Falle von Lungenkrebs. Hierbei werden 2 ml Salzlösung (NaCl) mit 4 Tropfen DMSO-Hämatoxylin gemischt und 2 Mal am Tag für 10 Minuten eingeatmet.

Äußerliche Anwendung ist bei Hautkrebs angeraten. Dafür wird eine geringe Menge der Lösung aus Hämatoxylin-DMSO auf die gleiche Weise und im gleichen Mengenverhältnis gemischt.

DMSO und andere beispielhafte Mittel

Neemöl, ätherische Öle im Allgemeinen, sowie Selen können auch mit DMSO kombiniert werden. Kokosöl und Sheabutter stellen wertvolle Trägersubstanzen dar.

10. Tiermedizin

DMSO im Einsatz bei der Tierbehandlung sollte - wie jede andere Tiermedizin - zunächst mit dem Tierarzt abgestimmt werden.

Auch bei Tieren zeigt es die Eigenschaften, welche beim Menschen ein komplexes Bild darstellen, das vielfache Wechselwirkungen haben kann.

Erfahrungswerte von Tierbesitzern

Im Speziellen ist eine Menge Informationsmaterial für Pferde verfügbar, weshalb wir zunächst einen Blick auf diese tief gehenden Erfahrungswerte, als Einstieg in die veterinäre Anwendung von DMSO nutzen, um im Anschluss einen weiterführenden Blick auf den Einsatz bei weiteren Tieren zu wagen.

DMSO im Einsatz bei Pferden

Tierärzte im Allgemeinen kennen DMSO oftmals recht gut. Im Einsatz bei Pferden ist jedoch eine sehr große Fangemeinde vorhanden.

Es wird speziell für die antientzündlichen Eigenschaften, Schwellungsreduktion und Wirbel- Hirntraumata eingesetzt, da es die Tierhaut schnell genug durchdringt, um sofortige Unterstützung zu leisten.

Auch arthritische Symptome und eingeschränkte Bewegungsabläufe im Alter lassen sich wunderbar therapieren.

Wenn, ja wenn, nicht die Nutzung von DMSO aufgrund des zuweilen beißenden Gestanks gefürchtet wäre. Menschen können den Geruch manchmal wahrnehmen und auch auf der Zungenspitze spüren.

Die Anwendung bei einem Pferd hingegen, welches eine entsprechend größere Oberfläche der Haut als ein Mensch besitzt, wird in kurzer

Zeit durch die Haut den Eigengeruch des DMSO in die komplette Umgebung absondern.

Wie beim Menschen wirkt DMSO auch bei Tieren antientzündlich und stoppt freie Radikale.

Man stelle sich vor, jemand behandelt sein Pferd, wobei der Tierarzt lediglich die Haut mit etwas DMSO besprüht und dann andere antibiotische und entzündungshemmende Mittel aufträgt. DMSO wirkt alleine schon sehr effektiv, da es freie Radikale im Organismus des Tieres einfängt. Diese freien Radikale bewegen sich im Gewebe des Tieres, sobald alte oder beschädigte Gewebe zerfallen und somit bestehende Verletzungen nur weiter verschlimmern und den Heilungsprozess bremsen.

DMSO senkt den Anteil von freien Radikalen merklich und hilft durch Schwefel im Weiteren, wieder neues Zellgewebe aufzubauen.

Manchmal wird es zu Irritationen der Haut kommen, die sich in trockener oder irritierter Haut äußern können. Wenn ein Pferd unter diese Kategorie fällt, ist es wichtig, die Behandlung zunächst zu stoppen und Wasser aufzusprühen, und bei ausbleibender Besserung die Haut mit einer milden Seife zu entfernen.

Dies kommt höchst selten vor, ist jedoch häufig einfach darauf zurückzuführen, dass die Haut trocken ist.

Langzeitanwendungen sind bisher nicht erforscht worden, sodass man unbedingt den Tierarzt mit einbeziehen und aufmerksam beobachten sollte.

Meistens, wenn Empfindlichkeit beim Tier festzustellen ist, kann man es auf menschliche Fehler zurückzuführen.

Zum Beispiel, wenn man DMSO direkt auf die Wunde aufträgt, nachdem ein Unfall erfolgt ist, kann die erhöhte Hitzeentwicklung zu erhöhtem Blutfluss führen, was Schwellungen vergrößern kann. Das Beste in diesem Falle ist Kaltkompressen oder andere Kühlung anzuwenden, um zunächst die Schwellung zu reduzieren. Auch bei einer offenen Wunde heißt es zunächst Kälte aufzutragen und keine Hitze. DMSO gehört nicht auf offene Wunden.

Korrekte Darreichung von DMSO bei Tieren

Die korrekte Darreichung von DMSO kann unter anderem eine Kombination mit anderen entzündungshemmenden Mitteln sein, um die Schwellung von Knochen zu verringern und die Muskelgewebe schneller zu regenerieren. Wenn die Verletzung tief gehend ist, kann eine intravenöse Mischung verabreicht werden, um gepaart mit entzündungshemmenden Mitteln oder Antibiotika, die Oberhand gegenüber einer tiefen Infektion zu gewinnen.

Oral oder intravenös

Zusätzlich wird DMSO oft parallel oral oder intravenös gegeben, wenn schwere Fälle vorliegen, wie zum Beispiel Hufrehe (Laminitis), sodass die weicheren Gewebe der Hufe direkt unterstützt werden. Die Hufrehe ist eine bei Huftieren auftretende Entzündungskrankheit. Es handelt sich dabei um eine Entzündung der sogenannten Klauenlederhaut, wobei sich die Kapsel der Hufe von der Lederhaut ablöst. Sofern in einem akuten Status, ist die Hufrehe ein Notfall und bedarf der sofortigen Therapie.

Eine 10-Prozent-Lösung von DMSO in der intravenösen Lösung kann bemerkenswerte Effekte erzielen. Es wird die Fähigkeit zur Absonderung der entstehenden Toxine erhöhen und den Schaden am Gewebe entsprechend minimieren.

Dass DMSO Hirnentzündungen oder auch Wirbelsäulenentzündungen, die im Zusammenhang mit Traumata oder durch Sauerstoffunterversorgung entstehen, effektiv bewältigen kann, hängt damit zusammen, dass es Flüssigkeit aus dem Gewebe zieht und die Schwellung in den betroffenen Regionen und angrenzendem Gewebe reduziert.

Andere Wirkungen von DMSO bei Tieren

DMSO hat außerdem ein weitreichendes Anwendungsspektrum, das über die Kontrolle von Entzündungen hinausgeht. Es kann die Wirkung von anderen Medikamenten verstärken. Dies ist zum Beispiel bei Tieren der Fall, wenn bei übersäuerten Muskeln, die Zellwände durchgängig gemacht werden und somit Medikamente, die tief in die Muskeln eingeführt werden sollen, mit eingeschleust werden. Salben, die man zu diesem Zwecke sonst lediglich äußerlich auftragen würde, die dann ausschließlich oberflächlich wirken, haben dadurch eine tief gehende Wirkung.

Auch MSM kann, wie beim Menschen, bei Tieren verabreicht werden. Es ist nicht genauso stark in seiner Wirkung, hat jedoch auch eine nicht zu unterschätzende Wirkung, die in Kombination mit DMSO sein Optimum erreicht, wenn es darum geht, Schmerz und Entzündungen zu reduzieren.

DMSO bei Hunden

Dimethylsulfoxid (DMSO), bekannt unter den gängigen Medikamentennamen Rimso-50® für Menschen oder in diesem Falle Domoso® für Hunde, wirkt bekanntermaßen bei Muskel- und Knochenbeschwerden sowie Zystitis.

Die gleiche Wirkweise wie zuvor für die menschliche Anwendung beschrieben, kommt auch hier zum Tragen. DMSO wirkt unter anderem als Radikalfänger und Wirkverstärker.

DMSO wird in einer Vielzahl von Einsatzgebieten verwendet:

– äußerliche Anwendungen

– Verbesserung der Aufnahme anderer Medikamente

– Behandlung von Zystitis

– Behandlung von erhöhtem intrakraniellem Druck, bei schwerer Kopfverletzung

DMSO im Einsatz für Rinder und Schweine

Der therapeutische Erfolg von DMSO bei Menschen, Pferden und Hunden wirft Fragen über den Einsatz zur Behandlung von Kühen und Schweinen auf. Um DMSO entsprechend anwenden zu können, sollte vorher ein gewisses Grundverständnis zum Metabolismus und der Ausscheidung von DMSO bestehen.

In einer Studie der Universität München, 1972, zur Thematik Stoffwechsel und Ausscheidung von Dimethylsulfoxid bei Kühen und Kälbern, nach oberflächlicher, sowie elterlicher Anwendung, wurde entsprechend analysiert und Optionen zur Anwendung aufgezeigt.

Studie an Kühen

Der Versuchsaufbau gestaltete sich folgendermaßen: Drei männliche Kälber, zwei bis vier Wochen alt, mit einem Gewicht von 50 bis 65 Kilogramm, sowie zwei drei Jahre alte Milchkühe (Holsteiner Rasse), welche 10 Liter Milch produzierten, wurden zum Zwecke der Studie eingesetzt.

Die Kälber wurden in Käfigen bei Zimmertemperatur gehalten und mit einem unnatürlichen Milchersatz gefüttert. Urin und Kuhdung wurden separat gesammelt.

Die Kühe wurden im Stall gehalten und erhielten zusätzlich 4 Kilogramm Futterkonzentrat, außerdem Heu.

Die Kühe wurden von Hand gemolken, wobei jede Zitze separat gemolken wurde.

Katheter wurden in die Blase eingeführt, um die Blase in Plastikcontainer zu entleeren.

Im Falle der Kälber wurden 5 ml DMSO (90 %) äußerlich aufgetragen, wovon 57,7 % im Urin nachgewiesen werden konnten. Bei subkutaner Gabe von 10 ml DMSO (90 %), wurden zwischen 15,2 % und 53,6 % im Blut festgestellt.

Es lässt sich kurzgefasst sagen, das DMSO und das Abbauprodukt DMS, schnell und effektiv abgebaut wurden.

Das ist insofern nicht verwunderlich, da DMS, als auch DMSO bei Kühen, natürlich im Blut vorkommen und jeweils auch Bestandteil der Kuhmilch sind. Ein weiterer guter Grund, die Negativpropaganda über Kuhmilch, welche von Lebensmittel- und Pharmaindustrie unterstützt wird, kritisch zu hinterfragen.

Wie DMSO Tieren verabreicht wird

Tierärztliche Präparate sind verfügbar als 90-prozentiges Gel in 60-Gramm- oder 120-Gramm-Tuben, sowie 425-Gramm-Containern. 90 % Lösungen gibt es in 1-Gallonen-Behältnissen (3,8 Liter). Es gibt auch Roller, die für die äußerliche Anwendung geeignet sind.

Dosierungsinformationen für DMSO im Einsatz bei Hunden

Die Dosierung bei äußerlicher Anwendung kann zum Beispiel alle sechs Stunden erfolgen, wobei die Gesamtdosis nicht mehr als 20 Gramm pro Tag betragen sollte. Die Therapie wird oftmals auf 14 Tage beschränkt.

Auch bei Tieren ist Vorsicht bei der Anwendung in der Nähe des Außenbereichs geboten. Es kann vorkommen, dass Spritzer unabsichtlich in die Augen gelangen. Man sollte sich vorher gut überlegen, wie man in einem solchen Falle vorgeht. Wie kann man dem Tier für eine Weile die Augen ausspülen?

Eine Anwendung bei schwangeren Tieren ist genauso wie bei der Anwendung am Menschen, nicht angeraten. Eine Aufnahme könnte sich vor allen Dingen dann problematisch gestalten, wenn Steroide parallel zur Gabe mit DMSO verabreicht werden, was folglich in einer frühzeitigen Geburt resultieren kann. Dies gilt besonders im letzten Teilabschnitt einer Schwangerschaft. Angemerkt sei hier, das grundsätzlich bei Hunden, Hasen, beziehungsweise Nagetieren im Allgemeinen, Korticosteroide, sprich Kortison, Geburtsdefekte mit sich bringen können. Kortison kann, wie auch beim Menschen, starke Nebenwirkungen zeigen. So kann beim Einsatz von einer großen Menge Kortison oder der regelmäßigen Gabe über eine lange Zeit, eine im Allgemeinen verlangsamte Wundheilung stattfinden, die mit einer Unterdrückung des Immunsystems einhergeht. Diese beiden Umstände sorgen jeweils dafür, dass das Risiko von einer Bakterien- beziehungsweise Schimmelpilzinfektion deutlich erhöht wird. Es sollte also eher der Einsatz von Kortison in seiner Ganzheit überdacht werden. Im vorliegenden Falle, bei der Anwendung von DMSO, sollte in enger Absprache mit dem Arzt geprüft werden, welche Medizin den Tieren verabreicht wird, damit Wechselwirkungen beobachtet und denen gegebenenfalls entgegengewirkt werden können.

Nicht wünschenswerte Medizin, beziehungsweise solche mit hohen Nebeneffekten, kann gegebenenfalls in Abstimmung mit dem behandelnden Arzt verringert oder gänzlich überflüssig werden, wenn man DMSO nutzt.

Da es nun häufig so ist, das Kortison angewendet wird oder sich bereits in bestimmten Rezepturen befindet, hier ein praxisnahes Beispiel:

Kortikoide mit DMSO zur Anwendung im Ohr

Kortison, (zum Beispiel Fluocinolon) mit Dimethylsulfoxid (DMSO)

Angaben auf der Verpackung: Bei Zimmertemperatur in einem lichtdichten, kindersicheren Behältnis lagern.

Anwendungen

Äußerliches Kortison wird in entzündlichen Prozessen und Kratzen im Ohr angewendet. DMSO erhöht die Aufnahme von Kortison und hat außerdem selbst entzündungshemmende Eigenschaften.

Dosis und Anwendung

Man sollte immer den Anweisungen des Tierarztes folgen. Wenn man Schwierigkeiten damit hat, die Medizin zu verabreichen, sollte man ebenso den Arzt kontaktieren.

Das Ohr sollte sorgfältig gereinigt und getrocknet werden, bevor die Anwendung durchgeführt wird. Jede Art von Rückständen, Krusten, sonstigem Material, sollte mit einem geeigneten, nicht irritierenden Ohrreinigungsmittel gereinigt werden.

Übermäßiger Haarwuchs sollte vom Ohr und dem umliegenden Bereich entfernt werden.

Auftragen der Lösung

Die vorgeschriebene Menge der Lösung in das Ohr einfügen und sanft in das Ohr einmassieren, damit die Medizin besser aufgenommen wird.

Es ist angeraten, Handschuhe zu tragen, wenn man Kortison mit DMSO aufträgt. Direkter Hautkontakt sollte vermieden werden. Ein Kontakt mit der behandelten Stelle sollte also vermieden werden, bis jegliche Medikation eingezogen ist.

Wenn man eine Anwendung verpasst, gibt man die ausgelassene Ration im Regelfall, sobald man sich daran erinnert.

Im Falle, dass es bereits fast Zeit für die nächste Dosis ist, wird empfohlen, zurück in den üblichen Rhythmus zu kehren. Zwei Dosen zu einer Zeit sollten nicht gegeben werden.

Es gebietet der gesunde Menschenverstand, die Anwendung nur dem Tier zu verabreichen, das tatsächlich einen Bedarf dazu hat, beziehungsweise eine Verschreibung dafür bekommen hat.

Mögliche Nebeneffekte

Der angesprochene knoblauchähnliche Geruch mag bei Tieren eine andere Nuance annehmen, also zum Beispiel eher nach Auster oder sonst wie faulig riechen.

Kortison mit DMSO kann einen kurzen stechenden Schmerz, insbesondere auf der offenen Haut und eine kurzzeitige Erhöhung der Temperatur in der jeweiligen Anwendungsumgebung verursachen.

Wenn innerlich über einen längeren Zeitraum oder in hohen Dosen eingenommen, ist eine der meisten Nebenwirkungen von Kortison in Kombination mit DMSO, ein erhöhtes Durstgefühl, was in vermehrter Wasseraufnahme und Urinieren resultiert.

Weniger häufig ist ein erhöhter Appetit und Gewichtszunahme zu beobachten, sowie Hecheln, Durchfall, Erbrechen oder andere Verhaltensänderungen.

Sollte man eines dieser Symptome oder ein anderes feststellen, so sollte man den Tierarzt kontaktieren.

Wenn das Tier eine allergische Reaktion hat, wird man vielleicht eine der folgenden Symptome feststellen: Gesichtsschwellungen, Kratzen, plötzlicher Durchfall, Erbrechen, Schock, kalte Exkremente oder Koma.

Vorsichtsmaßnahmen

Nicht ohne Prüfung bei Tieren anwenden, die hypersensitiv reagieren.

Zunächst an einer nicht sensitiven Stelle ausprobieren, um allergische Reaktionen absehen zu können.

Weitere Anwendungen

Ein weiteres Gutes für eine Anwendung, diesmal jedoch eher kreativer Natur, wäre beispielsweise, wenn ein unerfahrenes Jungtier sich an etwas reibt und sich dabei verletzt. Die entstehende Fleischwunde kann in diesem Falle wunderbar unkompliziert und effektiv mit einer Lösung aus DMSO und kolloidalem Silber behandelt werden. Als Applikator kann eine Sprühflasche mit justierbaren Distanzen gewählt werden, sodass kein weiteres Infektionsrisiko durch Berührung oder unnötiger Schmerz produziert wird.

Wie wir bereits erfahren haben, agiert DMSO als ein starkes Lösungsmittel, was somit auch im Umgang mit Tieren, Plastik, verschiedene Stoffe und andere Materialien teilweise lösen könnte.

Eine entsprechende Auftragung von Antifliegenspray sollte also ebenso, wie verschiedene Medikamente, die sich in Nutzung am Tier befinden, auf die Inhaltsstoffe geprüft werden, damit nichts Toxisches unbemerkt in den Blutkreislauf gelangt.

Vorsicht ist geboten, bei Sportkrankheiten, wodurch zu schnelle Schmerzfreiheit, die einhergehende Bewegungsfreiheit oftmals in voller Gänze ausgekostet und somit dem Gewebe nur weiterer Schaden zugefügt wird.

Im Leistungssport oder auch im Hobbybereich sollte darauf geachtet werden, dass DMSO nicht als Mittel zur Kommerzialisierung des Körpers von Tier oder Mensch missbraucht werden sollte.

11. Schlusswort

DMSO ist nicht nur eine stark wirksame, natürliche Medizin, sondern ein gänzlich neues therapeutisches Prinzip. DMSO ist in der Lage Ursachen zu beseitigen, kann jedoch auch mit der symptomfokussierten Schulmedizin Hand in Hand gehen und Letzterer ihre zahlreichen Nebenwirkungen reduzieren.

DMSO bewegt sich als Wirkprinzip auf der Ebene von Wasser und Schwefel, die jeweils äußerst wichtige Stoffwechselfunktionen im menschlichen Körper einnehmen.

Das Eindringen in verschiedenste Zellen lässt es in jeglichem Gewebe, sogar bis hin zur Blut-Hirn-Schranke wirken.

Zusammenfassend kann man sagen, dass DMSO sicher, natürlich, sehr erfolgversprechend in vielerlei Hinsicht und Anwendungsgebieten und darüber hinaus auch noch sehr kostengünstig ist.

Da DMSO viele Hürden durch die Behörden und Medien erfährt, ist es wichtig, das vorliegende Wissen zu teilen, um Befürchtungen zu reduzieren und den Erfolg des Mittels durch korrekte Anwendung und eine erweiterte Nutzerschaft zu verbreiten.

Personen sollte keine potenzielle Hilfe verwehrt bleiben, weil die Aufschrift, „zur Anwendung als Lösungsmittel", abschreckt.

12. Glossar

- Acetyl Glutamin: Glutamin ist die am häufigsten vorkommende Aminosäure im Muskelgewebe. Glutamin ist ein Muss für alle, die intensives Training und körperliche Betätigung betreiben. Es ist wichtig, die Muskelentwicklung zu fördern und die Regeneration nach dem Training zu verbessern. Glutamin trägt auch dazu bei, das Immunsystem wirksam zu unterstützen, da es dem Körper dabei hilft, weiße Blutkörperchen zu produzieren, die Infektionen und Krankheiten bekämpfen. Die Verwendung von Glutamin kann auch dazu beitragen, den Blutzuckerspiegel zu regulieren, der die optimale Funktion des Gehirns unterstützt.

- Adipositas: Adipositas ist ein medizinischer Zustand, in dem sich überschüssiges Körperfett angesammelt hat, sodass es sich negativ auf die Gesundheit auswirken kann. Menschen werden im Allgemeinen als fettleibig angesehen, wenn ihr Body-Mass-Index (BMI), eine Messung durch Teilen des Gewichts einer Person durch das Quadrat der Körpergröße, über 30 kg / m2 beträgt und der Bereich 25 - 30 kg / m² als Übergewicht definiert ist. Einige ostasiatische Länder verwenden niedrigere Werte. Fettleibigkeit erhöht die Wahrscheinlichkeit von verschiedenen Krankheiten und Zuständen, insbesondere Herz-Kreislauf-Erkrankungen, Typ 2 Diabetes, obstruktive Schlafapnoe, bestimmte Krebsarten, Osteoarthritis und Depression. Fettleibigkeit wird am häufigsten durch eine Kombination aus übermäßiger Nahrungsaufnahme, Bewegungsmangel und genetischer Anfälligkeit verursacht.

- Amyloidose: Amyloidose ist eine Gruppe von Krankheiten, bei denen sich abnormes Protein, das als Amyloidfibrillen bekannt ist, im Gewebe aufbaut. Die Symptome hängen vom Typ ab und sind oft variabel. Es kann sich um nachfolgende Symptome handeln: Durchfall, Gewichtsverlust, Müdigkeit, Vergrößerung der Zunge, Blutungen, Taubheit, Ohnmacht beim Stehen, Schwellung der Beine oder Erweiterung der Milz.

Es gibt ungefähr 30 verschiedene Arten von Amyloidose, die jeweils auf eine spezifische Proteinfehlfaltung zurückzuführen sind. Einige sind genetisch, während andere erworben werden. Sie sind in lokalisierte und systemische Formen gruppiert.

- Arginin: Arginin ist eine nicht essenzielle Aminosäure, es ist ein idealer Bestandteil vor dem Training, da es hauptsächlich für die Stickstoffoxidproduktion im Körper verantwortlich ist, die den Sauerstofftransport zu den Muskeln unterstützt.

- Cäsiumchlorid: Cäsiumchlorid ist die anorganische Verbindung mit der Formel CsCl. Dieser farblose Feststoff ist eine wichtige Quelle von Cäsium-Ionen in einer Vielzahl von Nischenanwendungen. Seine Kristallstruktur bildet einen wichtigen Strukturtyp, bei dem jedes Cäsium-Ion von 8 Chlorid-Ionen koordiniert wird. Cäsiumchlorid löst sich in Wasser auf. Cäsiumchlorid kommt natürlicherweise als Verunreinigungen in Carnallit (bis zu 0,002 %), Sylvin und Kainit vor. Weltweit werden jährlich weniger als 20 Tonnen CsCl produziert, hauptsächlich aus einem cäsiumhaltigen Mineral, Pollucit.

- Chlordioxid-Therapie: Chlordioxid (ClO_2) ist ein gelbgrünes Gas mit chlorähnlichem Geruch und ausgezeichneter Verteilung, Durchdringung und Sterilisationsfähigkeit aufgrund seiner gasförmigen Natur. Obwohl Chlordioxid in seinem Namen Chlor trägt, sind seine Eigenschaften sehr verschieden – ähnlich, wie Kohlendioxid anders als elementarer Kohlenstoff ist. Chlordioxid ist seit Anfang des 20. Jahrhunderts als Desinfektionsmittel anerkannt und wurde von der US-amerikanischen Umweltbehörde, sowie auch der Lebensmittelbehörde für viele Anwendungen zugelassen. Es wurde als ein wirksames Mittel mit breitem Wirkungsspektrum, entzündungshemmenden, bakteriziden, fungiziden und viruziden Wirkstoffen sowie einem Desodorierungsmittel nachgewiesen, und ist auch in der Lage, Betalactame zu inaktivieren und sowohl Madenwürmer, als auch ihre Eier zu zerstören.

- Zystitis: Interstitielle Zystitis - das heißt ein schmerzhaftes Blasensyndrom, ist eine chronische Erkrankung, die Blasen- und manchmal Beckenschmerzen verursacht. Der Schmerz reicht von leichten Beschwerden zu Schweren.

Ihre Blase ist ein hohles, muskulöses Organ, das Urin speichert. Die Blase dehnt sich aus und signalisiert dann dem Gehirn: "Es ist Zeit zu urinieren."

Bei interstitieller Zystitis werden diese Signale durcheinandergebracht. Sie spüren, dass häufiger uriniert werden muss, bei kleineren Mengen an Urin, als die meisten Menschen.

Interstitielle Zystitis betrifft meist Frauen und kann sich nachhaltig auf die Lebensqualität auswirken. Obwohl man sagt, dass es keine Heilung gibt, können Medikamente und andere Therapien mit DMSO sehr erfolgreiche Besserungen bewirken.

- DMS: Dimethylsulfid (DMS) oder Methylthiomethan ist eine organische Schwefelverbindung mit der Formel (CH 3) 2 S. Dimethylsulfid ist eine brennbare Flüssigkeit, die bei 37 ° C (99 ° F) siedet und einen charakteristischen unangenehmen Geruch hat. Es ist ein Bestandteil des Geruchs, der beim Kochen bestimmter Gemüsesorten, insbesondere Mais, Kohl, Rote Beete und Meeresfrüchten entsteht. Es ist auch ein Hinweis auf bakterielle Kontamination in der Malzproduktion und Brauerei. Es ist ein Abbauprodukt aus DMSO und wird auch durch den bakteriellen Stoffwechsel von Methanthiol produziert.

- Entgiftung: Entgiftung ist die physiologische oder medizinische Entfernung von toxischen Substanzen aus einem lebenden Organismus, einschließlich des menschlichen Körpers, die hauptsächlich von der Leber ausgeführt wird.

- Außerdem kann es sich auf die Zeitspanne beziehen, in der ein Organismus nach längerem Gebrauch einer Suchtmittelsubstanz in die Homöostase zurückkehrt.

- In der Medizin kann die Entgiftung durch Entgiftung der Giftaufnahme und die Verwendung von Gegenmitteln sowie Techniken, wie Dialyse und (in einer begrenzten Anzahl von Fällen) Chelat-Therapie erreicht werden.

- FDA (Food and Drug Administration): Die Food and Drug Administration (FDA oder USFDA), ist eine Bundesbehörde des Departments of Health and Human Services der US-Bundesbehörde. Die FDA ist für den Schutz und die Förderung der öffentlichen Gesundheit durch Kontrolle und Überwachung von Lebensmittelsicherheit, Tabakprodukten, Nahrungsergänzungsmitteln, verschreibungspflichtigen und rezeptfreien Arzneimitteln (Medikamenten), Impfstoffen, Biopharmazeutika, Bluttransfusionen, medizinischen Geräten, elektromagnetischer Strahlung, Kosmetika, Tierfutter und Futtermittel und Tierarzneimittel verantwortlich.

- Heilverschlimmerung / Herxheimer-Reaktion ist eine kurzfristige (von Tagen bis zu einigen Wochen) dauernde Entgiftungsreaktion im Körper. Da der Körper entgiftet, ist es nicht ungewöhnlich, grippeähnliche Symptome wie Kopfschmerzen, Gelenk- und Muskelschmerzen, Gliederschmerzen, Halsschmerzen, allgemeines Unwohlsein, Schwitzen, Schüttelfrost, Übelkeit oder andere Symptome zu erfahren.

Dies ist eine normale - und sogar gesunde - Reaktion, die darauf hindeutet, dass Parasiten, Pilze, Viren, Bakterien oder andere Krankheitserreger effektiv abgetötet werden. Das größte Problem bei der Herxheimer-Reaktion besteht darin, dass die Leute aufhören, das Medikament oder die Medikamente einzunehmen, die die Reaktion auslösen, und damit die Behandlung abbrechen, die dazu beiträgt, das Krankheitsbild zu verbessern. Obwohl die Erfahrung Sie nicht besonders gut fühlen lässt, ist die Herxheimer-Reaktion tatsächlich ein Zeichen dafür, dass Heilung stattfindet.

Die Herxheimer-Reaktion, ist eine Reaktion des Immunsystems auf die Toxine (Endotoxine), die freigesetzt werden, wenn große Mengen an Krankheitserregern abgetötet werden und der Körper die Toxine nicht schnell genug beseitigt.

Einfach ausgedrückt ist es eine Reaktion, die auftritt, wenn der Körper entgiftet und die freigesetzten Toxine entweder die Symptome, die behandelt werden verschärfen oder ihre eigenen Symptome erzeugen. Wichtig ist, dass die Verschlechterung der Symptome nicht auf ein Versagen der Behandlung hindeutet.

- Hufrehe: Die Hufrehe (Laminitis) ist eine Krankheit, die sich auf die Füße von Huftieren auswirkt und vor allem bei Pferden und Rindern vorkommt. Zu den klinischen Symptomen gehören Fußschmerzen, die zur Unfähigkeit beim Gehen führen, erhöhte Impulse und erhöhte Temperatur in den Hufen. Schwere Fälle mit äußerlich sichtbaren klinischen Symptomen sind dem umgangssprachlichen Begründer bekannt und das Fortschreiten der Krankheit kann zu einer Perforation des Knochens durch die Hufsohle führen, was eine aggressive Behandlung oder gar Euthanasie erfordert. Mit DMSO behandelt, kann ein deutlicher Erfolg erzielt werden, der dem Tier Erleichterung verschafft.

- GABA: Was ist GABA? Gamma-Aminobuttersäure oder GABA ist der am häufigsten vorkommende hemmende Neurotransmitter im Gehirn. Es hilft, Entspannung und Schlaf zu induzieren, stimuliert auch die Hypophyse im vorderen Hypophysenbereich und führt zu einem höheren Wachstumshormon. Dies kann sich positiv auf Anti-Aging, Senkung der Körperfettwerte und die Erhöhung der Muskelmasse im Allgemeinen auswirken.

- IPT: Die Insulin Potentiation Therapy (IPT) ist einer der sichersten und innovativsten Ansätze zur Behandlung von Krebs. IPT ist eine alternative Krebsbehandlung, die fast keine der Nebenwirkungen wie Übelkeit, radikaler Haarausfall, Leberschäden und DNA-Verzerrung mit Standardchemotherapie aufweist. Daher ist sie für Patienten attraktiv, die den Bedarf an Chemotherapie erkennen, aber dies auf eine sicherere, sanftere Art tun möchten.

- Der Schlüssel zu IPT als Krebsbehandlung liegt in der Anwendung von Insulin, einem Hormon, das vom Körper produziert wird. Insulin ist verantwortlich für die Lieferung von Glukose aus dem Blutkreislauf, zwischen den Zellmembranen und in die Zellen. Krebszellen haben bis zu 20 Mal mehr Insulinrezeptoren auf ihrer Oberfläche als normale Zellen, weil Krebs für seine Energieproduktion Glukose benötigt. Wenn Insulin durch die Bauchspeicheldrüse in Reaktion auf eine Mahlzeit in den Blutkreislauf freigesetzt wird, haftet das Insulin an diesen Rezeptoren auf der Oberfläche der Zelle an und öffnet wie ein Schlüssel, der in ein Schloss passt, Kanäle in der Zellwand, damit Nährstoffe in die Zelle gelangen.

Weil Krebszellen mehr von diesen Insulinrezeptoren haben, überwinden sie die normalen Zellen des Körpers für Ressourcen - nämlich Glukose. IPT nutzt diesen extremen Bedarf an Zucker zu seinem Vorteil, indem er die Zellmembranen von

Krebs für eine deutlich bessere Absorption öffnet. Daher sollte IPT als ein Liefersystem betrachtet werden, das ähnlich DMSO, die Permeabilität der Zellen erhöht und andere Stoffe mit sich schleppen kann. Eine Kombination von DMSO und IPT ist jedoch nicht möglich.

- Lugol: Lugols Jod, auch bekannt als wässriges Jod und starke Jodlösung, ist eine Lösung von Kaliumiodid mit Jod in Wasser. Es wird als ein Medikament und Desinfektionsmittel für eine Reihe von Zwecken verwendet. Es wird oral eingenommen, um die Thyreotoxikose bis zur Operation zu behandeln, die Schilddrüse zu schützen und Jodmangel zu behandeln. Wenn es auf den Gebärmutterhals angewendet wird, wird es bei der Früherkennung von Gebärmutterhalskrebs eingesetzt. Als Desinfektionsmittel kann es auf kleine Wunden wie eine Nadelstichverletzung angewendet werden. Eine kleine Menge kann auch für die Notfalldesinfektion von Trinkwasser verwendet werden.

  Nebenwirkungen können allergische Reaktionen, Kopfschmerzen, Erbrechen und Entzündungen des Weißen der Augen umfassen. Langzeitgebrauch kann zu Schlafstörungen und Depressionen führen. Es sollte normalerweise nicht während der Schwangerschaft oder Stillzeit angewendet werden. Lugols Jod ist eine Flüssigkeit, die aus zwei Teilen Kaliumiodid für jeden einzelnen Teil elementarem Jod in Wasser besteht.

  Lugols Jod wurde erstmals 1829 von dem französischen Arzt Jean Lugol hergestellt. Es steht auf der Liste der unentbehrlichen Arzneimittel der Weltgesundheitsorganisation, den wirksamsten und sichersten Medikamenten, die in einem Gesundheitssystem benötigt werden. Lugols Jod ist als generisches Medikament und direkt über den Ladentisch erhältlich.

- Magnesiumöl: Magnesiumöl ist eine natürliche Substanz,

die auf die Haut aufgetragen oder in ein Bad wie Bittersalz gegossen werden kann. Magnesiumchlorid, transdermal angewendet, ist das ideale Magnesiumverabreichungssystem mit medizinischen Vorteilen, die in der gesamten Welt der Medizin unerreicht sind. Wobei, man braucht keinen Arzt, um es zu verschreiben oder anzuwenden. Man kann sich ohne ärztliche Verordnung in einem medizinischen Bad entspannen oder es einfach auf die Haut legen und jemanden massieren lassen. Mit DMSO wirkt es entsprechend verstärkt und kann an vielen regenerativen beziehungsweise krankhaften Prozessen wirken.

- Marker: Tumormarker sind Substanzen, die im Blut, Urin oder Körpergewebe von Menschen mit Krebserkrankungen höher als normal sind.

- MMS: Miracle Mineral Supplement oder MMS, ist in der alternativen medizinischen Szene seit fast einem Jahrzehnt sehr prominent, während es von der Pharmaindustrie mit negativer Propaganda behandelt wird, die sich in unzähligen rufschädigenden Artikeln der Massenmedien ausdrückt, welche darauf abzielen Angst zu schüren. Es handelt sich dabei um 22,4 % Natriumchloritlösung, welche einen hohen basischen Wert von 13 aufweist und positive oxidative Vorgänge in den Zellen verursachen kann. Insbesondere mit DMSO hochpotent.

- MSM: Methylsulfonylmethan (MSM) ist eine natürlich vorkommende Schwefelverbindung, die bei allen Wirbeltieren, einschließlich Menschen, vorkommt. Diese Verbindung ist der drittgrößte Nährstoff im menschlichen Körper und ist in Fleisch, Milch und Gemüse. MSM hat eine außergewöhnliche Reihe von bemerkenswerten gesundheitlichen Vorteilen.

- Polyarthritis: Polyarthritis ist eine Entzündung von fünf oder mehr Gelenken. Chronische Polyarthritis wird als rheumatoide Arthritis bezeichnet.

- Sklerodermie: Sklerodermie ist eine Gruppe von Autoimmunkrankheiten, die zu Veränderungen der Haut, der Blutgefäße, der Muskeln und der inneren Organe führen kann. Die Krankheit kann entweder auf der Haut lokalisiert sein oder andere Organe zusätzlich zur Haut einbeziehen. Die Symptome können Bereiche mit verdickter Haut, Steifheit, Müdigkeit und schlechter Durchblutung der Finger oder Zehen mit Kälteeinwirkung umfassen. Eine Form des Zustands, bekannt als CREST-Syndrom, führt klassisch zu Kalziumablagerungen, Raynaudsyndrom, Problemen mit der Speiseröhre, Verdickung der Haut der Finger und Zehen und Bereiche von kleinen, erweiterten Blutgefäßen. Die Ursache ist allgemein unbekannt, beziehungsweise unbestätigt und individuell, multifaktoriell. Der zugrunde liegende Mechanismus beinhaltet das abnorme Wachstum von Bindegewebe, von dem angenommen wird, dass es als Folge des Immunsystems des Körpers auftritt, das gesundes Gewebe angreift. Die Diagnose basiert in der Regel auf Symptomen und kann durch eine Hautbiopsie oder Bluttests unterstützt werden.

-

- Sulfur / Schwefel: Schwefel ist ein Mineral, das in jeder Zelle des Körpers vorhanden ist. Es spielt eine Schlüsselrolle im Leberstoffwechsel, der Funktion von Gelenkknorpel und der Bildung von Keratin in unserer Haut und unserem Haar.

- Es ist auch entscheidend für den Stoffwechsel und antioxidative Abwehrsysteme.

- Vitamin B12: Vitamin B12, auch Cobalamin genannt, ist ein wasserlösliches Vitamin, das über die Synthese von Myelin (Myelin Genese) und die Bildung von roten Blutkörperchen eine Schlüsselrolle bei der normalen Funktion von Gehirn und Nervensystem spielt. Es ist eines von acht B-Vitaminen. Es ist am Metabolismus jeder Zelle des menschlichen Körpers beteiligt und beeinflusst besonders die DNA-Synthese, den Fettsäure- und den Aminosäuremetabolismus. Keine Pilze, Pflanzen oder Tiere (einschließlich Menschen) sind in der Lage, Vitamin B12 zu produzieren. Nur Bakterien und Archaea haben die Enzyme, die für ihre Synthese benötigt werden. Einige wesentliche Quellen für B12 umfassen tierische Produkte (Schalentiere, Fleisch), angereicherte Nahrungsmittel, Produkte und Nahrungsergänzungsmittel. B12 ist das größte und strukturell komplizierteste Vitamin und kann industriell durch bakterielle Fermentationssynthese hergestellt werden, die typischerweise zur Herstellung von B12 für angereicherte Nahrungsmittel und Ergänzungsmittel verwendet wird. Es kann auch synthetisch über die Vitamin B12-Totalsynthese hergestellt werden.

- Wasserstoffperoxid: Wasserstoffperoxid ist eine chemische Verbindung mit der Formel $H2O2$. In seiner reinen Form ist es eine hellblaue, klare Flüssigkeit, etwas viskoser als Wasser. Wasserstoffperoxid ist das einfachste Peroxid (eine Verbindung mit einer Sauerstoff-Sauerstoff-Einfachbindung). Es wird als Oxidationsmittel, Bleichmittel und Desinfektionsmittel verwendet. Konzentriertes Wasserstoffperoxid ist eine reaktive Sauerstoffspezies und wurde als Treibmittel in der Raketentechnik verwendet. Seine Chemie wird von der Natur seiner instabilen Peroxidbindung dominiert.

Wasserstoffperoxid ist instabil und zersetzt sich langsam in Gegenwart einer Base oder eines Katalysators. Wegen seiner Instabilität wird Wasserstoffperoxid typischerweise mit einem Stabilisator in einer schwach sauren Lösung gelagert. Wasserstoffperoxid wird in biologischen Systemen einschließlich des menschlichen Körpers gefunden. Enzyme, die Wasserstoffperoxid verwenden oder zersetzen, werden als Peroxidasen klassifiziert.

Wasserstoffperoxid ist ein mildes Antiseptikum, das auf der Haut angewendet wird, um die Infektion von kleineren Schnitten, Kratzern und Verbrennungen zu verhindern. Es kann daher als verwendet werden, um zu helfen, Schleim zu entfernen oder um geringfügige Mundreizung zu lindern (zum Beispiel aufgrund von Geschwüren, Fieberbläschen, Gingivitis). Dieses Produkt wirkt, indem es Sauerstoff freisetzt, wenn es auf den betroffenen Bereich aufgetragen wird. Die Freisetzung von Schaum hilft, abgestorbene Haut zu entfernen und den Bereich zu reinigen.

Dieses Produkt sollte nicht zur Behandlung von tiefen Wunden, Tierbissen oder schweren Verbrennungen verwendet werden.

- Zellmembranpermeabilität: Dies beschreibt die Durchlässigkeit der Zellwand.

www.ingramcontent.com/pod-product-compliance
Lightning Source LLC
Chambersburg PA
CBHW070256230526
45470CB00002B/611